Monographies Cliniques

SUR

les Questions Nouvelles

en Médecine
en Chirurgie, en Biologie

N° 29

(publié le 5 février 1902)

LES PONCTIONS RACHIDIENNES ACCIDENTELLES

ET

LES COMPLICATIONS DES PLAIES PÉNÉTRANTES DU RACHIS
PAR ARMES BLANCHES SANS LÉSIONS DE LA MOELLE

PAR

Le Dr E. MATHIEU

MÉDECIN INSPECTEUR DE L'ARMÉE
ANCIEN DIRECTEUR ET PROFESSEUR DU VAL-DE-GRACE

PARIS

MASSON ET Cⁱᵉ, ÉDITEURS

LIBRAIRES DE L'ACADÉMIE DE MÉDECINE

120, BOULEVARD SAINT-GERMAIN (6ᵉ)

CONDITIONS DE LA PUBLICATION

La science médicale réalise journellement des progrès incessants, les questions et découvertes vieillissent pour ainsi dire au moment même de leur éclosion. Les traités de médecine et de chirurgie, quelque rapides que soient leurs différentes éditions, auront toujours grand'peine à se tenir au courant.

C'est pour obvier à ce grave inconvénient, auquel les journaux, à cause de leur devoir de donner les nouvelles médicales de toutes sortes et nullement coordonnées, ne sauraient remédier, que nous avons fondé, avec le concours des savants et des praticiens les plus autorisés, un recueil de Monographies destinées à pouvoir être ajoutées par le lecteur même aux traités de médecine et de chirurgie qu'il possède, les tenant ainsi au courant de toutes les innovations et de toutes les grandes découvertes médicales.

Nous tenant essentiellement sur le terrain pratique, nous essayons de donner à chaque problème une formule complète. La valeur et l'importance des questions sont examinées d'une manière critique, de façon à constituer un chapitre entier, digne de figurer dans le meilleur traité médico-chirurgical.

La *Médecine* proprement dite, la *Thérapeutique*, la *Chirurgie* et *toutes les spécialités médicales* sont représentées dans notre collection. Les Sciences naturelles n'y seront pas non plus négligées. La *Zoologie*, la *Microbiologie* avec la sérothérapie et les problèmes de l'immunité, la *Chimie biologique* et les toxines trouveront une large place dans cette publication.

Chaque question y est traitée, soit par celui dont les travaux l'ont soulevée, soit par l'un des auteurs les plus compétents, et chacun, homme de science, praticien ou simple étudiant, pourra facilement et sans perte de temps y étudier la question qui l'intéresse. On y trouvera réunies la presque totalité des grandes découvertes médicales traitées d'une manière classique. Par sa nature même, par son but, notre publication doit être et sera absolument éclectique. Elle ne dépendra d'aucune école.

Les **Monographies** *n'ont pas de périodicité régulière.*

Nous publions, aussi souvent qu'il est nécessaire, des fascicules de 30 à 40 pages, dont chacun résume une question à l'ordre du jour, et cela de telle sorte qu'aucune ne puisse être omise au moment opportun.

Les Éditeurs acceptent des souscriptions payables par avance, pour une série de 10 monographies, au prix de 10 francs pour la France et 12 francs pour l'étranger.

Chaque Monographie est vendue séparément 1 fr. 25.

Toutes les communications relatives à la Direction doivent être adressées sous le couvert du Dr Critzman, 28, rue Greuze, 16°, à Paris.

LES PONCTIONS RACHIDIENNES ACCIDENTELLES

ET

LES COMPLICATIONS DES PLAIES PÉNÉTRANTES DU RACHIS
PAR ARMES BLANCHES SANS LÉSIONS DE LA MOELLE

PAR

Le Dʳ E. MATHIEU

MÉDECIN INSPECTEUR DE L'ARMÉE
ANCIEN DIRECTEUR ET PROFESSEUR DU VAL-DE-GRACE

Les lésions traumatiques du rachis se divisent naturellement en trois grandes classes :

1º Lésions osseuses, limitées aux vertèbres ;
2º Lésions osseuses et *méningées* ;
3º Lésions osseuses, méningées et *médullaires*.

Nous avons spécialement en vue, dans cette monographie, les lésions de la deuxième classe, par armes blanches, qui ouvrent le canal vertébral et intéressent les méninges, en respectant la moelle. Elles ont pour signe pathognomonique l'écoulement par la plaie d'une quantité plus ou moins considérable de liquide cérébro-spinal. Leur siège est indifféremment la nuque, le dos, les lombes ou le sacrum.

Ces blessures, véritables ponctions rachidiennes accidentelles, ont été peu étudiées jusqu'à présent. Le Dʳ Chipault[1] est le premier auteur classique qui les ait citées. Elles méritent cependant d'attirer l'attention : d'abord par leur caractère exceptionnel, qui pourrait bien cesser de l'être dans l'avenir puisque l'antisepsie, judicieusement appliquée, permet aujourd'hui la survie des blessés ; ensuite, par leur analogie avec les ponctions lombaires employées dans un but thérapeutique, depuis plusieurs années ; enfin, par les complications multiples qui généralement les accompagnent et qui vont faire l'objet de cette étude.

1. Chipault (*Traité de chirurgie*, de Ledentu et Delbet, 1897, t. IV, p. 876).

Mais, avant d'aborder leur examen; une question préalable se pose : l'accident peut-il exister sans fracture de la colonne vertébrale et sans réelles complications? La réponse est affirmative.

I. — FISTULES RACHIDIENNES SANS FRACTURE NI LÉSION DE LA MOELLE

Un cas de fistule rachienne, sans fracture ni lésion de la moelle, consécutif à un coup de canif, a été publié par Holmes [1] qui l'avait emprunté au Dr Rouse. Nous en rapporterons succinctement l'histoire.

Obs. de Rouse. — Il s'agit d'un écolier de onze ans qui, jouant avec un camarade armé d'un canif ouvert, fut atteint à la région lombaire droite, au voisinage de l'apophyse épineuse de la quatrième vertèbre des lombes. On sait qu'il existe au rachis, entre les arcs postérieurs des vertèbres, sur la ligne médiane, un interstice rétro-vertébral par lequel un stylet ou un trocart étroit peut facilement pénétrer sans léser aucun organe important. D'après la description de l'auteur, la pénétration de la lame du canif, longue de 4 centimètres environ, aurait eu lieu entre les quatrième et cinquième vertèbres lombaires, précisément au lieu d'élection des ponctions rachidiennes d'après le procédé de M. Tuffier [2].

La plaie consista en une étroite piqûre verticale. L'hémorragie fut sans importance. Mais, le blessé ramené à la maison, on s'aperçut qu'il sortait de sa piqûre une matière aqueuse dont la nature céphalo-rachidienne fut reconnue par la suite. Traitée à domicile par le décubitus ventral et un pansement humide, la plaie se recouvrit d'une croûte le quatrième jour, et l'écoulement cessa. Malheureusement le soir même, l'enfant arrachait la croûte. Un flot de liquide jaillit et persista assez léger jusqu'au septième jour, époque où le petit blessé fut porté à l'hôpital.

Pas de symptômes de tête, pas de symptômes spinaux. Aucune diminution des forces musculaires, aucune perte de sensibilité. Persistance des réflexes. Ventre libre, urines normales. Les seuls symptômes observés, en dehors d'un léger suintement continu de sérosité limpide et incolore, furent : 1° l'augmentation notable de l'écoulement lorsque l'enfant s'agitait dans son lit, « se tortillait »; on put ainsi recueillir, en une demi-heure, un tube à essai presque plein; 2° l'impossibilité ou le refus de se tenir debout (vertiges?); 3° le constant décubitus ventral qui fut maintenu par le chirurgien. Bon sommeil, langue nette, appétit ouvert.

Pas de rougeur, ni de sensibilité de la plaie qu'on ferme au collodion. Le lendemain, huitième jour, comme le fluide séreux s'est échappé sous le pansement, on réunit la solution de continuité par deux fines sutures de

1. T. Holmes, On wounds of the theca vertebralis with discharge of cerebro-spinal fluid (*Medico-chirurgical Transaction*, 1882, t. LXV, p. 155).
2. D. Tuffier, L'analgésie chirurgicale par voie rachidienne (n° 24 de l'*OEuvre médico-chirurgical* du Dr Critzman, 1901, Masson et Cⁱᵉ, éditeurs).

soie, sur lesquelles on place des fibrilles de charpie collodionées. Pas d'écoulement ultérieur. Cicatrisation définitive le dixième jour, sans autres symptômes fâcheux qu'une élevure cicatricielle de la grosseur d'un grain d'orge.

On peut rapprocher de ce fait celui du médecin militaire, inspecteur Viry [1], d'une jeune fille de seize ans qui s'enfonça dans le côté droit de la nuque une double épingle à cheveux, longue de 10 centimètres. Perte de connaissance de quelques secondes pendant lesquelles on retire l'épingle. Il est probable que son extrémité avait traversé un espace interlamellaire, et lésé la dure-mère sans pénétrer au delà du tissu sous-dural, car il n'y eut pas écoulement de liquide céphalo-rachidien. On constata seulement l'apparition immédiate de quelques symptômes d'*irritation méningée et médullaire*, tels que vertiges, douleur persistante de la nuque, affaiblissement musculaire, diminution de la sensibilité au toucher et à la température, qui durèrent tout au plus un mois.

En résumé une fistule rachidienne, sans lésion médullaire, a été observée qui s'accompagna peut-être d'érosions périostiques, mais non de fracture, et qui a duré huit jours sans présenter de symptômes graves. L'instrument vulnérant doit être fin, et s'engager dans un interstice médian sous-lamellaire. Le traitement consistera en une soigneuse antisepsie, le repos en décubitus horizontal et l'éloignement de toute cause d'agitation. La réunion de la plaie pourra être tentée, sous cette réserve que l'écoulement séreux sera parfaitement limpide, de composition normale et peu abondant.

Dans le cas que nous venons d'examiner, il n'existait pas de complications. Il n'en est plus de même dans ceux dont nous allons parler, et qui concernent des blessures essentiellement compliquées, quoique la moelle ne soit pas intéressée.

Toutefois il y a lieu de résoudre dès maintenant une difficulté dont on ne saurait nier l'importance. Elle m'a été présentée de la manière suivante : Vous dites que l'écoulement séreux céphalo-rachidien est le symptôme caractéristique des plaies pénétrantes du rachis, et votre premier exemple emprunté à Rouse tend à le démontrer. Mais, après une plaie quelconque de la moelle, il y a certes pénétration; pourquoi votre signe pathognomonique n'apparaît-il pas?

L'objection est spécieuse. Voyons cependant ce qu'il advient dans un cas simple, par exemple, après une ponction lombaire faite dans le but d'obtenir l'anesthésie des membres inférieurs par la cocaïne. L'aiguille tubulée a pénétré dans le tissu sous-arachnoïdien, qu'en sort-il? généralement quelques gouttes de sérosité très claire, une demi-seringue de Pravaz, rarement davantage; 3 à 5 grammes est le chiffre physiologique maximum. Une telle quantité s'échappant par une plaie saignante ne va-t-elle pas passer inaperçue, sans qu'on puisse accuser le témoin d'inattention ou d'inexactitude?

Du reste la plupart des observateurs ont fort bien vu qu'il existait ici

1. Viry, Blessure de la moelle cervicale par une épingle à cheveux (*Journal de méd. et de chir. pratiques*, Paris, 1882, p. 410).

quelque chose de particulier; car on lit très souvent, dans les relations de plaies de la moelle, qu'il y a eu écoulement *séro-sanguin* dans les premiers temps de la blessure, et écoulement *séro-purulent* après le quatrième jour, si l'antisepsie n'a pas été rigoureuse.

On pourrait même se demander pourquoi, étant donnée une plaie pénétrante du rachis, il ne sort pas davantage de liquide cérébro-spinal. La quantité totale de ce liquide, chez un adulte sain, serait en moyenne de 62 grammes, d'après Magendie [1], qui donne en même temps l'explication du faible écoulement spontané, au moins sur le cadavre. Pour obtenir cette quantité totale, il faut, en effet, soit faire de l'aspiration par la plaie rachidienne, soit appliquer une couronne du trépan sur le crâne et inciser la dure-mère. La totalité alors s'écoule. C'est l'application, à la colonne vertébro-cranienne, des propriétés du tube barométrique; celui-ci une fois installé, on doit en trouer le fond pour que, le vide cessant, le liquide contenu puisse s'échapper.

Mais m'objecterait-on encore, une si minime quantité de sérosité péri-médullaire, sortant d'une plaie saignante, peut passer inaperçue. Pourquoi, dans certains cas très rares, il est vrai, y a-t-il écoulement séreux abondant, colossal parfois, et, dans le plus grand nombre, absence à peu près complète de ce syndrome? Dans l'un, comme dans l'autre cas, cependant, la pénétration existe puisqu'il y a plaie de la moelle. A cette nouvelle difficulté, ma réponse sera très nette. Je la résumerai en deux propositions :

1° Lorsque l'écoulement séreux apparaît assez marqué pour qu'on ne puisse pas le confondre avec les sécrétions fournies par la plaie elle-même, il y a congestion méningée inflammatoire ou méningite aiguë, hypersécrétantes, plus ou moins intenses suivant l'abondance du suintement. Un article sera consacré à chacune de ces complications.

2° Dans les autres cas, c'est-à-dire dans le plus grand nombre, par suite de la lésion prédominante de la moelle, l'inflammation médullaire, la myélite spinale fait son apparition et, en vertu de l'aphorisme bien connu d'Hippocrate, la méningite congestive, l'hydrorragie méningée, n'apparaît pas, « vehementior obscurat alterum ». D'autres fois, les deux inflammations se superposent et on peut suivre la marche d'une méningo-myélite. Mais je me laisse entraîner hors de mon sujet.

Revenons aux complications des plaies pénétrantes sans lésion de la moelle. Elles sont nombreuses. On en peut relever huit dans les six observations éparses dans la littérature médicale que nous allons discuter.

II. — FRACTURES VERTÉBRALES

Sur six plaies pénétrantes du rachis par armes blanches, sans lésion de la moelle, on compte cinq cas de fractures plus ou moins compliquées, et toujours sans déplacements apparents.

1. Magendie (*Rech. physiol. et chim.*, sur le liquide céphalo-rachidien, Paris, 1842, p. 63) et Dict. encycloped., art. Céphalo-rachid. de Paulet, 1873, t. XIV, p. 33.

Le tableau suivant nous dispensera de plus amples détails.

TABLEAU Nº 1. — *Lésions des ponctions rachidiennes accidentelles.*

COUP	ARME	CÔTÉ DE LA PLAIE	PÉNÉTRATION	LÉSIONS VERTÉBRALES	AGE, SEXÉ	OBSERVATEURS
Perpendiculaire au rachis et àlamoelle.	Canif.	Gauche des apoph. épineuses.	Entre les 2ᵉ et 3ᵉ v. cervicales.	Ouverture probable de l'articulation latérale gauche.	Homme 32 ans.	Gribbon (1876).
	Couteau.	Gauche.	Entre les 11ᵉ et 12ᵉ v. dorsales.	Fracture ostéo-périostique.	Ouvrier 17 ans.	Palle (1885).
	Canif.	Droit.	Entre la 4ᵉ et la 5ᵉ lombaire.	Érosions?	Ecolier 11 ans.	Rouse (1881).
Oblique — en long	Poignard agissant de haut en bas.	?	Corps des 6ᵉ et 7ᵉ cerv. et du fibro-cartilage intermédiaire.	Fractures et lésions articulaires.	Femme adulte.	Jobert (1858).
	Canif agissant de bas en haut.	Droit.	Lumbo-sacré. Ponction du sacrum.	Fracture chondro-périostique.	Garçon 13 ans.	Forsyth (1877).
en travers.	Couteau-poignard.	Gauche.	Entre la 7ᵉ cerv. et la 1ʳᵉ dorsale.	Fracture articulaire à droite.	Ouvrier 24 ans.	Giss (1899).

Après les plaies du rachis qui atteignent la moelle, la lésion médullaire domine, les fractures vertébrales, quand elles sont sans déplacements, passent au second plan. Après les plaies pénétrantes du rachis sans lésion de la moelle, la fracture, au contraire, prend une importance considérable, car la gravité du traumatisme et des accidents qu'il entraîne à sa suite dépend en grande partie, comme nous pensons pouvoir l'établir, de l'existence ou de l'absence de lésions osseuses et articulaires concomitantes.

La majorité des cas connus de plaies pénétrantes du rachis s'accompagnent de fractures et de lésions plus ou moins étendues de la moelle. Le Dr Chipault[1] en a réuni un chiffre des plus importants dans ses études de chirurgie médullaire. Au contraire, les exemples dans lesquels, après une ouverture du canal vertébral, la moelle est restée indemne, sont très rares. Pour que celle-ci soit respectée, il est nécessaire en effet ou bien que l'instrument s'arrête à temps, condition majeure si sa direction est sensiblement perpendiculaire à la moelle, ou bien qu'il effleure la corde spinale, ou plutôt la pie-mère, en agissant très obliquement soit en long, soit en travers et, dans ce dernier cas, suivant la tangente.

Donc deux modes d'action des armes blanches qui respectent la moelle et deux catégories de plaies. Leur étude nous a conduit à faire au Val-de-Grâce, avec le concours de M. le professeur Mignon, un certain nombre d'expériences sur le cadavre, afin de constater l'étendue et la nature des fractures qui peuvent les accompagner.

1. Chipault, *Études de chirurgie médull.*, Alcan, 1894, p. 205.

Nous dirons tout de suite que l'importance des désordres peut varier d'un sujet à l'autre pour un même traumatisme, la disposition et l'écartement des lames vertébrales n'étant pas les mêmes chez tous les individus; ils peuvent même différer du côté droit et du côté gauche. En outre, les armes blanches, sauf si le coup est porté en avant sur les corps vertébraux, pénètrent toujours entre deux vertèbres; ou bien elles ne pénètrent pas du tout, les lames vertébrales ayant résisté à la manière d'un bouclier. Lorsque par hasard la pointe du couteau rencontre une lame, si la progression continue, cette pointe glisse vers le haut ou vers le bas de manière à s'engager dans un interstice interlamellaire.

Enfin l'instrument peut rencontrer un dernier obstacle, ce sont les articulations que forment sur les côtés du rachis les apophyses articulaires, particulièrement en saillie vers le haut. Il faut les briser très souvent pour que la progression du couteau soit possible sans couper la moelle. Dans les expériences, lorsque l'instrument buttait contre une de ces articulations, un ou deux coups de maillet, assez modérés d'ailleurs, permettaient de franchir l'obstacle. Comme résultat, on avait affaire à une fracture articulaire.

Obs. du Dr Gribbon[1]. — Le sujet, un aliéné, qui avait cherché à se suicider et qui était gaucher, s'était fait à la nuque trois piqûres avec un canif. La plus grande, la seule importante, était assez profonde pour qu'une sonde introduite dans son trajet aboutît aux os. A l'autopsie, on reconnut que la lésion de la dure-mère correspondait aux deuxième et troisième vertèbres cervicales. On retrouva auprès du blessé le canif dont il s'était servi; « la lame était ouverte et sanglante; sa pointe était émoussée et tordue ». On peut conclure de cette dernière indication qu'il existait une lésion ostéo-articulaire. L'écart entre la deuxième et la troisième vertèbres cervicales étant assez grand pour qu'une lame de canif y puisse passer librement, il est nécessaire, puisque l'extrémité de l'instrument s'est faussée sur les os, que cette extrémité ait rencontré une résistance, un obstacle. Si cet obstacle avait été une lame vertébrale, le canif n'aurait pas pu pénétrer, car il faut une certaine force pour briser le tissu compact d'une lame vertébrale. La lame du canif était donc en face de l'espace interlamellaire des deuxième et troisième vertèbres cervicales; son extrémité était engagée dans un interligne articulaire et la torsion de la pointe s'est produite sur l'articulation latérale gauche des deux vertèbres incriminées. La lésion, suivant toute vraisemblance, était à la fois osseuse et articulaire.

Obs. de Palle (d'Épernay)[2]. — « La plaie, longue de 3 centimètres, est située à gauche de l'épine, au niveau de la onzième vertèbre dorsale; son extrémité interne est à 15 millimètres de la ligne médiane. Sa direction est horizontale. Elle est formée de deux segments rectilignes, unis par un

1. G. C. Gribbon, Case of self inflicted punctured wound of the spine (*Lancet*, 1876, t. II, p. 457).

2. Palle (d'Epernay), Blessure du canal rachidien par un instrument piquant et tranchant; troubles fonctionnels; guérison (*Union médicale du Nord-Est*, 1888, p. 80).

angle obtus, et paraît avoir été produite par une arme tranchante et plongée deux fois dans la même plaie... La situation et la forme de la blessure ne permettent guère de douter que la lame de l'instrument ait pénétré sous une apophyse épineuse. »

Ainsi le couteau a piqué à hauteur de l'apophyse épineuse de la onzième vertèbre dorsale, poussé plus avant, il a heurté la lame vertébrale correspondante qui a tout d'abord empêché la pénétration. Mais la force d'impulsion donné au couteau continuant à agir, celui-ci a éprouvé une déviation et s'est engagé entre les onzième et douzième vertèbres dorsales. De là proviennent les deux segments unis à angle obtus qui formaient la plaie superficielle. Ils étaient la conséquence du changement de direction imprimé à la marche de l'instrument tranchant, et non le résultat d'un deuxième coup donné juste au même endroit. Or nous avons vérifié expérimentalement qu'un couteau, engagé comme l'explique Palle, ne saurait pénétrer au-dessus ou au-dessous de la onzième vertèbre dorsale sans causer des fractures ou coupures ostéo-périostiques d'une certaine étendue, même si le tronc est fléchi en avant. L'instrument, plongé à hauteur de la onzième dorsale, tend surtout à s'engager au-dessous de l'arc osseux dont il rencontre le rebord inférieur. Les apophyses articulaires gauches peuvent être entamées. Nous ne pensons pas toutefois que l'articulation ait été ouverte dans le cas de Palle parce que le sujet a guéri au bout de dix-huit jours, sans aucune réaction fébrile, ce qui ne s'observe guère lorsqu'il y a, à la fois, fracture et ouverture d'une articulation profonde, dans la cavité de laquelle des applications antiseptiques directes ne peuvent pas être faites.

Obs. de Jobert[1]. — Il s'agit d'une femme blessée au cou. L'ouverture du canal rachidien a eu lieu à la partie antérieure par un coup de poignard donné très obliquement, de haut en bas. « Le coup, dit Jobert, fut porté avec violence, l'instrument se brisa près du manche; la base correspondait aux téguments et la pointe pénétrait dans le canal vertébral. Cette malade ayant succombé à une méningite rachidienne, on trouva les corps des sixième et septième vertèbres cervicales labourés par l'instrument, le disque intervertébral intéressé et une piqûre aux feuillets pariétaux des membranes d'enveloppe de la moelle épinière. »

L'instrument avait évidemment agi dans un sens se rapprochant de la verticale, passant en arrière des vaisseaux carotidiens et en avant des masses transverso-articulaires des vertèbres. S'il en eût été autrement, l'artère vertébrale aurait été lésée dans son canal inflexe, ce qui n'est pas arrivé, car il est dit expressément que les gros vaisseaux artériels et veineux avaient été respectés. D'après la description de Jobert, il y avait chez cette blessée une lésion non seulement des os, mais des articulations des deux corps vertébraux avec le fibro-cartilage intermédiaire.

Obs. de Forsyth[2]. — Le cas a été publié en 1877 par Holmes, médecin

1. Jobert, Sur une plaie pénétrante du rachis au cou avec issue du liquide céphalorachidien (*Comptes rendus de l'Académie des sciences*, 11 juillet 1859).

2. Forsyth *in* Holmes, *Medico-chirurgical Transaction*, 1877, t. LX, p. 249, et 1882, t. LXV, p. 155.

consultant, comme impliquant une lésion de l'uretère. Mais, dans un second mémoire paru en 1882, Holmes revient sur le sujet et s'efforce de lui rendre sa véritable signification. L'urine qui sortait du méat était rare, très colorée et chargée d'urates, tandis que le liquide qui coulait constamment de la plaie était en « immense quantité », clair et d'une composition chimique ne se rapprochant nullement de celle de l'urine, mais rappelant celle du liquide sous-arachnoïdien. D'ailleurs un écoulement urineux d'origine sous-péritonéale, et parfois accompagné de rétention, n'aurait pas eu le caractère apyrétique et la bénignité qu'il a fallu définitivement lui reconnaître. Malgré les hésitations de Holmes, on peut affirmer que l'observation de Forsyth rentre dans la catégorie de celles que nous analysons ici.

La blessure concernait un garçon de treize ans qui fut atteint par accident au bas des reins, alors qu'il était poursuivi en jouant par un camarade armé d'un canif de poche. Les basques de ses vêtements furent lacérées en plusieurs endroits, et involontairement la lame du gros canif pénétra juste à droite de la ligne médiane, à hauteur de l'épine iliaque postérieure et supérieure. Le point indiqué correspond à la ligne de soudure de la première pièce du sacrum et de la deuxième, au niveau du premier trou sacré postérieur. La plaie avait un quart de pouce de long, soit à peine un centimètre, et était dirigée de bas en haut et de dedans en dehors. Les phénomènes ultérieurs prouvèrent que la lame avait pénétré au delà de la face postérieure du sacrum, en lésant non pas l'uretère droit, mais le canal vertébral.

Étant donné le siège de la blessure, il est certain que le canal lumbo-sacré n'a pu être ouvert qu'à condition d'une perforation de la table postérieure du sacrum dans toute son épaisseur. A treize ans, la soudure des différentes pièces du sacrum n'est pas achevée. La lésion a donc été chondro-périostique. La pénétration cependant aurait pu avoir lieu à la rigueur, sans lésion du sacrum, par le premier trou sacré ; mais, dans ce cas, le nerf émergeant eût été intéressé. Or aucun symptôme dans ce sens n'a été observé.

Obs. du Dr *Giss* [1]. — Le coup de couteau fut porté en travers de gauche à droite, entre les deux épaules et naturellement d'arrière en avant. La plaie, d'une étendue de 2 centimètres environ, était placée transversalement un peu à gauche de la ligne médiane, presque à hauteur de la saillie de l'apophyse épineuse de la septième vertèbre cervicale. Elle se dirigeait du côté gauche vers le côté droit. Sa profondeur dans les parties molles était de 4 à 5 centimètres. La marche probable de l'instrument vulnérant entre la septième cervicale et la première dorsale impliquait : 1° une pénétration dans l'espace interlamellaire gauche ; 2° l'ouverture du canal rachidien ; 3° une lésion du feuillet viscéral de l'arachnoïde ; 4° la progression du couteau au delà du rachis. Le médecin traitant put en effet se rendre compte par la suite que l'arme, brisée au ras des os, avait une longueur de 7 cen-

---

1. Dr Giss (de Thionville), Plaie pénétrante du rachis par arme blanche, d'après ses annotations, *Société de chirurgie*, 1901, séance du 2 octobre, t. XXVII, p. 924.

timètres et demi. Ce chiffre est bien supérieur au diamètre oblique d'une vertèbre, mesurée d'une lame gauche à une apophyse transverse droite ou inversement.

Il s'agissait donc dans ce cas d'une plaie rachidienne horizontale oblique. Or on peut affirmer que toute blessure de ce genre, si l'instrument reste tangent à la moelle *sans l'entamer*, a pour conséquence une fracture vertébrale articulaire, parce que l'arme vulnérante rencontre les masses latérales des deux vertèbres entre lesquelles il passe, autrement dit la réunion des apophyses articulaires, tant inférieures que supérieures, se détachant de la base des apophyses transverses pour s'articuler l'une à l'autre.

En suivant la progression du couteau dans les expériences, on se rend très bien compte que celui-ci, en .pénétrant dans l'espace interlamellaire devant lequel on le présente, ne cause que des érosions ostéo-périostiques s'il s'agit du cou. Mais, arrivé dans le canal vertébral, en arrière de la moelle, il rencontre sur les parties latérales entre les apophyses transverses, la réunion des apophyses articulaires, de sorte qu'il coupe ou brise la crête saillante formée par l'apophyse articulaire supérieure, crête qui s'élève à plus d'un centimètre au-dessus de l'apophyse transverse d'où elle se détache et, en même temps, l'apophyse articulaire correspondante est plus ou moins intéressée. L'articulation est ouverte. La fracture est compliquée d'une lésion articulaire.

En résumé, sur six cas, un seul est sans fracture et dure huit jours ; il aurait même pu n'en durer que quatre, si l'enfant n'avait pas arraché la croûte qui fermait sa plaie. Les cinq cas restants, au contraire, s'accompagnent de lésions osseuses, les unes ostéo ou chondro-périostiques, les autres très probablement articulaires, et ce sont celles-ci qui entraînent les écoulements céphalo-rachidiens les plus longs et les complications inflammatoires les plus graves.

L'étendue et la nature des lésions vertébrales, dans les plaies pénétrantes du rachis, sans lésion de la moelle, ont donc une sérieuse importance clinique puisqu'il paraît exister une relation directe entre elles et la durée du traumatisme, ou, si l'on préfère, la durée de l'écoulement séreux qui le caractérise. La léthalité même en dépendrait, suivant que la fracture sera aseptique ou non. Ces points de vue spéciaux seront développés en parlant des causes de la méningite aiguë qui fit suite à la blessure dans le cas de Jobert et dans deux autres de ceux que nous citons.

Nous dirons également à ce moment les moyens de traitement qui furent employés, et qui n'eurent d'ailleurs rien de bien spécial.

III. — CORPS ÉTRANGER

Cette complication, sur six cas de plaies pénétrantes du rachis par arme blanche, sans lésion de la moelle, a été observée deux fois.

D'après l'observation de Jobert, l'instrument agissant dans la région du cou, de haut en bas et d'avant en arrière, s'était brisé dans l'épaisseur du corps des sixième et septième vertèbres cervicales et de leur disque intermédiaire. « Le troisième jour de l'entrée de la malade, le corps étranger peut être extrait et, au moment où il fut retiré, il sortit un flot considérable du même liquide », semblable au sérum du sang qui s'échappait déjà auparavant de la plaie oblique.

Chez le second, la lame du couteau engagée en travers entre deux vertèbres cervico-dorsales, obstrua complètement la plaie jusqu'à la nuit du deuxième jour, époque où la sérosité sous-arachnoïdienne se fit jour au dehors. L'extraction n'eut lieu que trois jours plus tard, par suite des résultats négatifs des premières explorations, et fut très laborieuse. Le fer était cassé presque au ras de l'os; on ne put le saisir qu'après l'avoir un peu dégagé. Le D'' Giss exerça alors des efforts de traction sans résultats; la pince glissait sur l'acier. Il fallut se servir d'une pince de forgeron, superposée à la pince à pansement qui avait embrassé le corps étranger, et prendre point d'appui sur l'épaule, pour l'amener au dehors. Il était donc incrusté dans la substance osseuse, entre les arcs postérieurs de la dernière cervicale et de la première dorsale et, nous l'avons dit, sa longueur était de 7 centimètres et demi.

M. Kirmisson[1] a éprouvé des difficultés analogues en extrayant une lame de couteau, longue de 6 centimètres, implantée entre les 7° et 8° vertèbres dorsales. Après débridement de la plaie, on sentait avec le doigt la surface de section de la lame brisée, et il était impossible de la saisir avec un davier. Il fallut faire une résection partielle des vertèbres pour y arriver.

Les difficultés de ces extractions impliquent des fractures sans mobilité ni déplacements, des tassements osseux. L'épaisseur du périoste, le grand nombre des trousseaux fibreux et des ligaments divers qui entourent les vertèbres et leurs articulations, l'abondance du tissu spongieux et la minceur du tissu compact expliquent cette circonstance. D'ailleurs il n'existe généralement ni mobilité anormale à l'exploration des apophyses épineuses, ni même douleur à la pression, probablement parce que les lames vertébrales ne sont pas fracturées en travers, mais simplement entamées, coupées par le passage forcé de l'instrument vulnérant.

Chez le blessé de Kirmisson, le dos de l'instrument vulnérant refoulait la moelle et la comprimait, mais ce cas mis à part, on ne devrait pas perdre de vue que le chirurgien pourrait trancher la moelle, au moins en partie, s'il retirait maladroitement le corps étranger, en faisant basculer la pointe du couteau en avant, au lieu de l'extraire en suivant exactement la voie parcourue sur le coup. Rien de semblable heureusement n'est survenu. Tout comme Jobert, le D'' Giss ne manque ni d'audace ni d'habileté.

Dans les trois cas, l'hémorragie post-opératoire, pas plus que l'hémorragie primitive ne furent sérieuses. Cette insignifiance des pertes de sang paraît singulière au premier abord. Les parties superficielles de la région

---

1. Kirmisson, Plaie de la région dorsale de la moelle par instrument tranchant (*Soc. de chirurgie*, 1885, t. XI, p. 859).

dorsale sont pauvres en vaisseaux sanguins, mais les parties profondes sont largement pourvues. Là se trouvent de riches plexus veineux intra et extra-rachidiens, anastomosés entre eux, et qui ont dû être divisés par l'instrument tranchant. On comprend très bien qu'ils n'aient pas donné de sang immédiatement après la blessure. L'inclusion du corps étranger dans le tissu osseux a empêché l'hémorragie immédiate ; mais, après l'extraction, rien ne s'opposait plus à une hémorragie consécutive ayant les plexus veineux pour origine.

Il y a donc lieu de penser que l'absence de complications hémorragiques chez ces sujets, après l'opération, tient précisément au retard apporté à l'exérèse du corps étranger. Celle-ci fut faite le deuxième et le troisième jour dans deux cas, le cinquième dans l'autre, c'est-à-dire à des moments assez éloignés du début de l'accident pour que des coagulations déjà solides, capables d'assurer l'hémostase, aient eu le temps de se produire.

La crainte des hémorragies secondaires conduirait logiquement le médecin à retarder l'extraction des corps étrangers dans les plaies pénétrantes du rachis par armes blanches, sans lésions de la moelle.

IV. — HÉMORRAGIES

Sur six plaies de la nature de celles que nous examinons, l'hémorragie a été observée trois fois. Mais, si on met à part, les deux cas de corps étrangers sans perte de sang notable, par suite de l'occlusion mécanique des vaisseaux, on a trois cas d'hémorragie prononcée sur quatre. C'est presque la fréquence des fractures.

Une hémorragie immédiate plus ou moins abondante est donc la règle, si la plaie n'est pas compliquée de corps étrangers. Le blessé aliéné dont parle Gribbon fut relevé baignant dans son sang. « Il était froid, presque inconscient, et la quantité de sang répandu sur le sol indiquait une hémorragie considérable. » Le septième jour de la blessure, Gribbon note encore : « Le malade est si faible qu'il a besoin d'aide, même pour se retourner dans son lit ». Les bords de la blessure furent fermés avec soin au moyen d'une bande, mais dès le premier jour, un exsudat considérable sortait de la plaie et persistait les jours suivants.

On constata plus tard, en faisant l'autopsie, qu'il existait un caillot petit, diffus, dans le tissu cellulaire externe de la dure-mère. Il était contigu à la moitié postérieure gauche de l'arcade de la sixième vertèbre cervicale. Cet hématorachis épidural rappelle ce que dit le professeur du Val-de-Grâce Nimier[1], à propos de blessures de la colonne vétébrale, sans lésion médullaire, dans lesquelles existaient au niveau des os fracturés de faibles épanchements sanguins, dans l'arachnoïde, qui pouvaient comprimer la moelle et causer des accidents.

---

1. Nimier, *Histoire chirurgicale de la guerre au Tonkin et à Formose*, 1889, p. 175.

La blessure du garçonnet, dont Holmes a publié la relation empruntée à Forsyth, donna également une grande quantité de sang. Mais une demi-heure après le médecin traitant appelé en hâte constatait que l'hémorragie était arrêtée, et se contentait d'appliquer une compresse sur la petite blessure. Il n'y eut aussi qu'une hémorragie qui s'arrêta d'elle-même chez l'écolier de onze ans soigné par Rouse (ponction simple). Chez les enfants, les hémorragies rachidiennes paraissent avoir moins d'importance que chez les adultes. Cette particularité tient sans doute à ce que leurs plexus veineux sont peu développés. C'est pour le même motif qu'on voit aussi, chez eux, l'écoulement séreux apparaître très clair de très bonne heure. On s'en rendra compte en consultant notre tableau n° 2, où se trouve inscrit le moment d'apparition de l'hydrorragie.

Palle, par contre, trouva son blessé, une heure après l'accident, couché sur le ventre et très affaibli par une perte de sang considérable. Néanmoins « il n'y eut pas syncope ». Tout écoulement étant arrêté, la plaie fut débarrassée de ses caillots et, sans autre exploration jugée inutile, réunie par deux sutures métalliques. Pendant la nuit, suintement abondant de liquide qu'on dit au médecin être du sang ; malgré ce suintement *séro*-sanguin, les bords de la plaie restent affrontés. Le quatrième jour, la réunion paraissant solide on enlève les fils et, dans la nuit suivante, l'accollement se rompt, une grande quantité de liquide clair s'écoule, l'hydrorragie commençait.

On peut rapprocher de ces faits une observation très curieuse du Dr Vorster [1] intitulée « Cure d'une fistule traumatique de la moelle », bien qu'il y ait eu hémisection médullaire du côté droit. Dans ce cas, une forte hémorragie veineuse existait au fond d'une plaie siégeant à deux centimètres à gauche de l'apophyse épineuse de la deuxième vertèbre dorsale. Le coup avait été donné obliquement comme dans le cas de Giss. En même temps que l'hémorragie veineuse, on constata de la paraplégie immédiatement après la blessure, puis, quatorze heures plus tard, des phénomènes se rapportant à la paralysie spinale de Brown-Séquard et qui durèrent dix mois. Le blessé guérit, en ce sens qu'il put marcher avec une canne en trainant la jambe droite dont les articulations s'étaient ankylosées.

Dans ses réflexions, Vorster remarque que s'il avait réuni la plaie par suture, au lieu de se contenter d'un gros pansement antiseptique, après soigneuse désinfection des surfaces vives, le sang fourni par les veines des plexus spinaux n'aurait pas pu s'échapper. Le médecin aurait ainsi fait durer pendant un temps plus long les phénomènes de paraplégie observés dans les premiers moments, phénomènes qu'il croit avec raison pouvoir attribuer à la pression qu'exerça sur la moelle le sang épanché dans l'intérieur du canal rachidien.

Il semble bien que la conduite à tenir en présence d'une hémorragie rachidienne soit celle que conseille Vorster. En évitant de suturer les parties molles tant qu'elles donnent du sang, et si peu qu'elles en donnent, on

----

1. Vorster, Heilung einer traumatischen Ruckenmarks-Fistel (*Deutsche Zeitschrift für Chirurgie*, 1889, t. XXIX, p. 421).

se place dans les meilleures conditions pour éviter soit l'hématorachis, soit les hémorragies intra-rachidiennes diffuses.

V. — PIQURE D'UN NERF ÉMERGENT

Le fait n'a été observé que chez le blessé du Dr Giss, qui ressentit immédiatement après le traumatisme, quand il accomplissait de grands mouvements du bras droit, en particulier un mouvement d'adduction forcé du coude en avant de la poitrine, des élancements brusques, très douloureux, siégeant à la partie supérieure et interne du membre, sur le territoire d'innervation du brachial cutané interne, et ressemblant comme sensation à celle qu'aurait produite une forte décharge électrique. Le bras droit était immobilisé par la crainte de ces vives douleurs, mais nullement paralysé, comme aurait pu le faire croire au premier abord l'attitude du blessé. L'avant-bras et la main étaient indemnes de toute sensation douloureuse et avaient conservé leurs mouvements normaux.

Ces éclairs de douleur ne provenaient certainement pas du contact de la lame métallique avec la moelle, et de la titillation de celle-ci dans les mouvements forcés du bras, puisque le fer était immobilisé dans le tissu osseux des vertèbres, et soustrait par conséquent à tout déplacement causé par les muscles moteurs du membre; de plus, si un cordon postérieur de la moelle avait été le point de départ de cette douleur nerveuse irradiée, celle-ci eût été croisée, ce qui ne s'observait nullement. Donc un nerf émergent seul pouvait être mis en cause.

Étant donnée la position oblique de la lame de couteau restée dans la plaie, ce nerf émergent pouvait être : d'abord la branche antérieure du huitième nerf cervical sortant par l'échancrure supérieure de conjugaison de la première vertèbre dorsale pour se rendre au plexus brachial, branche qui devait se trouver en face du tranchant du couteau. C'était ensuite le premier nerf dorsal qui passe par l'échancrure inférieure de la vertèbre, mais dont la branche principale gagne le plexus brachial par un trajet ascendant. Il devait se trouver à peu près en face de la pointe d'acier, surtout que celle-ci, longue de 7 centimètres et demi, devait dépasser la vertèbre de 3 ou 4 centimètres.

En tant qu'anatomiste, je serais porté à incriminer cette branche nerveuse, parce que le brachial cutané interne et son accessoire en proviennent d'après les schéma du plexus brachial de Sappey et de Flower et les recherches du Dr Sécrétan[1] et du Dr Féré[2]. Ce dernier, sur vingt dissections, a vu le brachial cutané interne naître quinze fois du premier dorsal en même temps que du huitième cervical, quatre fois du premier nerf dorsal seul et une fois seulement du huitième cervical. Les grands mouve-

---

1. Sécrétan, *Paralysies radiculaires du plexus brachial* (thèse de Paris, 1885, n° 205, p. 52).

2. Féré, Étude sur les plexus spinaux (*Arch. de Neurologie*, n° 15, mars 1883).

ments du bras chez le blessé en question causaient de vives douleurs, sans doute parce que des tiraillements se produisaient alors sur les branches terminales du plexus, tiraillements qui amenaient la branche nerveuse en contact avec la pointe du tranchant du couteau. Les douleurs cessèrent complètement après l'extraction du corps étranger sans jamais reparaître par la suite.

Des accidents de même ordre, et peut-être plus graves, peuvent résulter de **l'action directe** de l'aiguille perforée, à la suite de la paracentèse rachidienne **employée dans un** but thérapeutique. M. Schwartz [1] sur 50 cas de ponctions lombaires **a observé** quatre fois des douleurs fulgurantes, traversant le membre inférieur de **haut en** bas, par suite du contact de l'instrument avec une racine rachidienne. Il n'en est rien résulté de fâcheux, mais d'autres chirurgiens pourraient être moins heureux. Il est vrai que prévoir la possibilité de cette complication doit suffire, puisqu'on a le libre choix du point où l'on enfoncera l'aiguille, lorsqu'on pratique une ponction lombaire chirurgicale. Il n'en serait pas de même après l'action d'une arme blanche quelconque.

VI. — STUPEUR LOCALE SANS COMMOTION DE LA MOELLE

Sur six faits relatés de plaies pénétrantes du rachis par armes blanches, sans lésions de la moelle, il n'est parlé de shock traumatique et de collapsus, suivi d'excitation nerveuse, que dans un cas, celui de l'aliéné de Gribbon, après sa tentative de suicide. Mais ce cas ne saurait entrer en ligne de compte. L'aliénation mentale et les alternatives d'agitation et de dépression cérébrales qui peuvent en être la conséquence, sont en effet incontestables, car l'auteur dit, à la fin de ses remarques, qu'à l'autopsie du sujet la substance du cerveau était ramollie, et que cette altération, datant d'une époque antérieure à la blessure, se trouvait en relation de cause à effet avec l'état mental défectueux observé auparavant.

En mettant ce fait à part et en écartant aussi celui de Rouse de ponction lombaire sans autre complication, la stupeur locale a été observée quatre fois sur quatre, et cela malgré des fractures sans déplacement, il est vrai, mais certainement fort étendues dans deux cas tout au moins. Car la violence du coup porté a dû surtout être grande, lorsque la lame d'acier s'est brisée dans la plaie et y a constitué un corps étranger. Néanmoins les blessures de ces quatre victimes d'une agression violente sont restées insensibles pendant les premiers temps, et elles n'ont pas empêché de longues marches.

« Il a fait à pied un assez long trajet », dit Palle de son blessé. Quant à celui de Giss, il tombe sur le coup un genou à terre et se relève aussitôt cherchant son agresseur qui a disparu avec l'instrument du crime, ou du

---

1. Schwartz, Discussion sur la rachi-cocaïnisation (*Soc. de chirurgie*, 1901, p. 509).

moins avec ce qui en reste. Il fait six kilomètres à pied pour rentrer à son domicile, chantant en route des chœurs avec ses compagnons, et sans se croire sérieusement touché. Ces diverses circonstances ne prouvent-elles pas que les commotions de la moelle, admises un peu par analogie avec la commotion du cerveau, consécutive aux traumatismes du crâne, sont très difficiles à réaliser ?

C'est d'ailleurs une opinion très répandue parmi les médecins militaires que les grands traumatismes du rachis, sans lésions de la moelle, amènent rarement des phénomènes que l'on puisse rapporter à une simple commotion médullaire. « On est frappé, écrit le professeur Delorme [1], lorsqu'on lit les comptes rendus des guerres, et en particulier les observations réunies par Otis, du nombre des lésions vertébrales, surtout des corps vertébraux, qui ne sont pas accompagnés de commotion. »

D'après les auteurs classiques les plus modernes, la commotion limitée à la moelle serait également des plus rares. M. Kirmisson, dans le *Traité de chirurgie* de MM. Duplay et Reclus [2], insiste surtout sur les symptômes de la commotion mixte cérébro-médullaire, avec perte de connaissance et paralysie passagère des quatre membres. Puis il parle des phénomènes généraux d'hystéro-traumatisme, consécutifs aux grands accidents de chemins de fer, survenus chez les sujets prédisposés, et admis depuis les travaux de Charcot et de ses élèves.

Dans le *Traité de chirurgie* de MM. Le Dentu et Delbet [3], le Dr Chipault affirme qu'à la commotion médullaire d'hier correspondent deux modalités pathologiques bien distinctes : la contusion médullaire et l'élongation radiculaire. N'est-ce pas la négation sans ambages de la commotion de la moelle, surtout qu'on peut faire rentrer dans la dernière catégorie de Chipault les commotions médullaires partielles, à longue échéance, signalées par les médecins militaires Chauvel et Nimier [4], à la suite des coups de feu qui atteignent les apophyses épineuses, articulaires ou transverses, c'est-à-dire le voisinage des racines des nerfs émergents ?

Sans vouloir nier la possibilité d'une commotion de la moelle après un violent traumatisme rachidien par arme blanche, on peut dire que les belles expériences de Duret [5] sur la commotion du cerveau, expériences dans lesquelles le liquide céphalo-rachidien joue un rôle prépondérant, ne paraissent pas applicables à la moelle.

Ainsi que l'ont remarqué les auteurs du *Compendium* [6] et A. Richet [7], il y a opposition de structure entre les cavités crâniennes et rachidiennes. Du côté du crâne, les parois osseuses sont continues à elles-mêmes, minces, faciles à mettre en vibration, et leur cavité est exactement remplie par la

1. Delorme, *Traité de chirurgie de guerre*, 1893, t. II, p. 870.
2. Duplay et Reclus, *Traité de chirurgie*, 1897, t. III, p. 629.
3. Chipault, *loc. cit.*, t. IV, p. 888.
4. Chauvel et Nimier, *Traité pratique de chirurgie d'armée*, 1890, p. 470.
5. Duret, *Traumatismes cérébraux* (thèse de Paris, 1878, n° 67, p. 29).
6. *Compendium de chirurgie*, 1831, t. III, p. 692.
7. A. Richet, *Traité pratique d'anatomie médico-chirurgicale*, 1860. De la cavité encéphalo-rachidienne, p. 280.

masse pulpeuse du cerveau, les vaisseaux et le fluide sous-arachnoïdien. Si un choc subit atteint sa convexité, la boîte osseuse se laisse déprimer, forme un cône de dépression qui a comme contre-partie à l'opposite un cône de soulèvement, le liquide céphalo-rachidien suit. Brusquement déplacé en un point, il va refluer du côté opposé, généralement vers la base, comme le constate Duret, sans trouver à s'échapper librement; et, par suite, on voit se produire les ruptures capillaires indirectes, péri-bulbaires, qui accompagnent, d'après MM. Duplay et Reclus, la commotion cérébrale.

Du côté du rachis, au contraire, les parois en partie osseuses, en partie membraneuses, sont interrompues par une série de larges ouvertures, trous de conjugaison, espaces interlamellaires, lacunes rétro-vertébrales, clos par des ligaments jaunes élastiques. De plus, leur cavité est occupée par un cordon nerveux relativement grêle et résistant, des plexus veineux, le liquide céphalo-rachidien et une notable quantité de graisse semi-fluide, très susceptible de reflux au dehors du canal, en cas de compression. On observera donc, après un traumatisme violent de la colonne vertébrale, d'une part, une dispersion, un amortissement du choc par suite du nombre des vertèbres, de la multiplicité de leurs articulations et de l'élasticité des divers ligaments qui les enserrent. D'autre part, le liquide rachidien, s'il venait à être refoulé d'un côté par la force du choc, trouverait à s'échapper de l'autre par les nombreux diverticules que nous avons énu-mérés, et par le grand cul-de-sac arachnoïdien inférieur, très dilatable, qui s'étend de la deuxième vertèbre lombaire à la deuxième vertèbre sacrée. Les phénomènes de commotion ne pourront se produire que très exceptionnellement.

La conséquence de ces dispositions anatomiques et de la situation habi-tuellement déclive du cordon médullaire paraît évidente. Elle a été relevée par Palle, par Gribbon, par Holmes. Le liquide céphalo-rachidien est à la fois un mode de suspension et un moyen de protection de l'axe central céré-bro-spinal et si, comme support, il a plus d'action au crâne qu'au rachis, il forme autour de la moelle allongée une gaine protectrice beaucoup plus efficace qu'au cerveau.

Comme les délicats organismes recueillis au fond de la mer, qui doivent être placés immédiatement dans un liquide approprié, pour être maniés et transportés au loin à l'abri de toute déchirure ou altération, les centres nerveux sont plongés dans la lymphe sous-arachnoïdienne qui les baigne de toute part, à leur périphérie comme dans leurs cavités, et les protège efficacement contre les secousses et les heurts anormaux. N'étaient les vaisseaux qui les parcourent, ils seraient soustraits aux ébranlements indirects par propagation des vibrations, comme le veut l'ancien professeur du Val-de-Grâce, Gama[1], et ils échapperaient même à l'action des dépla-cements mécaniques du liquide qui les enveloppe, auxquels, d'après la théorie de Duret, on doit rapporter les accidents de la commotion.

---

1. Gama, *Traité des plaies de tête et de l'encéphale*, Paris, 1835, p. 98.

L'espèce d'antagonisme constaté chez nos blessés, entre la stupeur locale rachidienne, consécutive au traumatisme, et la commotion médullaire, s'expliquerait donc par la présence du liquide céphalo-rachidien qui, repoussé en un point par compression brusque à la suite d'un choc violent, trouve à se répandre à l'opposite et à refluer en dehors du canal vertébral, grâce aux parties membraneuses qui relient les vertèbres et aux ouvertures latérales des trous de conjugaison au cou, au dos, aux lombes et surtout au sacrum.

Quant à la stupeur locale constatée, lorsque l'instrument vulnérant a agi brutalement, elle contribue probablement à provoquer dans un court délai une réaction congestive locale, qui doit avoir une certaine influence sur l'apparition des phénomènes soit de congestion méningée, soit d'inflammation méningitique; mais elle reste sans retentissement marqué sur la moelle. Ce dernier point n'est pas sans importance, puisqu'il a pour résultat d'empêcher la superposition des accidents de myélite et de méningite. De là sans doute les caractères particuliers très nets de la méningite congestive et de la méningite exsudative qui nous restent à examiner.

VII. — CONGESTION MÉNINGÉE

Lorsqu'on dresse un tableau de nos six cas, en les classant d'après la durée de l'écoulement sous-arachnoïdien (colonne 3) et l'issue de traumatisme (colonne 4), on se rend bien compte qu'on se trouve en présence de deux catégories de blessures à évolution très différente.

Les trois derniers inscrits sont des cas bénins et de courte durée relative, les trois premiers sont graves et peuvent se prolonger jusqu'à six semaines, à moins qu'ils n'entraînent avant terme la mort du blessé.

A ne considérer que les trois faits du bas du tableau, on voit qu'il existe un rapport entre l'importance du traumatisme (colonne 6) et sa durée, et que tous trois en définitive ont été suivis de guérison.

Mais les seuls cas dont nous ayons à nous occuper dans ce chapitre sont ceux de Palle et de Forsyth. Le fait de Rouse, le dernier, ne doit pas être englobé avec eux puisqu'il a été donné comme un exemple de ponction rachidienne sans complication réelle. Il ne figure ici que comme terme de comparaison.

Symptômes. — Les symptômes observés dans les deux cas de congestion méningée sont assez légers. C'est un peu de vertige, observé aussi dans le cas de Rouse, quelquefois des vomissements, une douleur occipitale assez tolérable, associée parfois à des douleurs de dos, de la faiblesse, de l'abattement, une accélération plus ou moins grande de la respiration et du pouls, mais sans élévation marquée de la température du corps. A ce point de vue, on peut affirmer que la méningite congestive est apyrétique, de là le nom de congestion méningée que nous avons cru devoir adopter de préférence.

83

On peut observer encore quelques crampes dans les doigts des mains ou une simple raideur phalangienne. Enfin des recrudescences dans l'écoulement lorsque le blessé s'agite, et, point le plus remarqué, des alternatives

TABLEAU N° 2. — *Marche des ponctions rachidiennes accidentelles.*

1 NOMS DES OBSERVA-TEURS	2 ÉPOQUE D'APPARITION DE LA SÉROSITÉ	3 DURÉE	4 ISSUE	5 COMPLICATIONS MÉNINGÉES	6 IMPORTANCE ET SIÈGE DE LA BLESSURE	7 AGE
Gribbon 1876.	Ecoul. sanieux abondant le 1er jour, clair le 5°.	20 jours.	Mort.	Méningite cephalo-rachidienne.	Fract. articul. haut du cou.	32 ans.
Jobert 1858.	Dès le début. Flot après l'extraction du corps étranger.	11 jours.	Mort.	Méningite céphalo-rachidienne.	Fracture artic. au cou.	?
Giss 1899.	Ecoulement séreux (1/2 litre) après 36 heures.	6 semaines.	Guéri.	Méningite céphalo-rachidienne.	Fract. articul. bas du cou.	24 ans.
Palle 1885.	Ecoul. abondant le 4° jour après l'enlèvement des sutures.	18 jours.	Guéri.	Congestion méningée.	Lésions ostéo-périostiques, bas du dos.	17 ans.
Forsyth 1877.	Gouttes de clair liquide le 1er jour, après l'hémorragie.	15 jours.	Guéri.	Congestion méningée.	Lés. chondro-périostiques, sacrum.	13 ans.
Rouse 1881.	Suintement clair dès le premier jour.	8 jours.	Guéri.	Congestion ?	Érosions ? lmbes.	11 ans.

de suintement et d'arrêt dans la sortie de la sérosité cérébro-spinale. Ces arrêts, suite de l'oblitération momentanée de la plaie, ont pour conséquence un retour des symptômes et surtout de la céphalalgie et des vomissements, alternatives qui ont été observées particulièrement chez le blessé de Forsyth; on peut ajouter chez celui de Ronse, car, là aussi, on a noté une rechute très anodine, accompagnée de symptômes fugaces.

Voici d'ailleurs la suite des deux observations que nous interprétons. Comme ce sont des faits exceptionnels et peu connus, il vaut mieux que le lecteur puisse les suivre jusqu'à leur terminaison d'après le texte original abrégé.

Obs. de Forsyth (suite). — Le chirurgien arrive lorsque l'hémorragie de la plaie lombo-sacrée est arrêtée. « Il est surpris de trouver des gouttes de clair liquide s'échappant vraiment par la plaie... Le jeune garçon était mis au lit et le fluide s'écoulait franchement de sa blessure pendant toute la nuit. Durant la journée, il était souffrant de symptômes nerveux, à savoir : abattement, douleur de tête et raideur des doigts des deux mains. Cela lui occasionna des vomissements. La respiration était soufflante, le pouls à 130. »

Le lendemain Holmes voit le patient. « Il était vraiment beaucoup mieux, il avait vomi une fois après avoir mangé, se plaignait cependant d'un faible mal de tête et ses doigts étaient toujours en proie à de petites crampes, mais peu fréquentes. Le pouls était à 86 ; l'enfant était libre de toute fièvre, sa température était seulement à peu près aux environs de la normale. De la petite plaie dans le dos suintait continuellement un liquide parfaitement clair, imbibant les couvertures à travers les draps. » On recueille du liquide avec une éponge. On porte un pronostic favorable. Le médecin traitant prescrit la jusquiame et du bromure, et conseille au blessé de se coucher sur le côté et de conserver cette position aussi longtemps que possible. Malgré cela, les jours suivants, « le liquide continue à s'échapper de la blessure en immense quantité. Il était parfaitement impossible d'en mesurer l'abondance... Pendant ce temps, les maux de tête et les symptômes nerveux diminuent régulièrement et le blessé allait de mieux en mieux sous tous les rapports. »

Mais le sixième jour, la blessure se ferme et occupe le sommet d'un cône formé par l'exhaussement fluide des tissus. De peur d'accidents, on décolle les bords de la plaie avec une sonde et le liquide jaillit à une distance considérable et continue à couler jusqu'au dixième jour. Nouvelle oblitération et nouveau décollement avec jet de sérosité projetée à la distance de trois pouces (10 centimètres environ). On recueille trois onces du liquide (96 grammes). « Beaucoup de maux de tête et un peu de vomissements surviennent durant cette période. » La fermeture se produisit après le quatorzième jour. « Le jeune garçon était absolument sans repos pendant la nuit de la veille (19 janvier) et, pendant le copieux suintement, il se plaignait de douleurs de dos et de tête. » L'arrêt définitif de l'écoulement aurait eu lieu le lendemain (20 janvier). L'écoulement a duré en tout quinze jours. Holmes vit le blessé une dernière fois le vingt-quatrième jour de la blessure ; il était parfaitement guéri.

Obs. de Palle (suite). — Comme l'enfant dont Holmes a rapporté l'histoire empruntée à Rouse, Palle trouve son blessé couché sur le ventre. L'écoulement séreux ne fut constaté que le quatrième jour après la rupture de l'accolement des lèvres de la plaie suturée tout d'abord. « Une grande quantité de liquide clair s'écoule en nappe quand le blessé est au repos, en jet quand il se soulève ou qu'on introduit un stylet dans la plaie... Le blessé reste sans fièvre ; il s'alimente, mais il ne peut se lever... aucun trouble fonctionnel autre que la faiblesse. Celle-ci augmente quand le malade est debout ; alors aussi surgissent, mais d'une façon intermittente, en rapport avec l'abondance de l'écoulement, des tendances au vertige et une sensation douloureuse que le blessé limite à la fosse occipitale. » Cette douleur occipitale persista un peu après l'arrêt de l'écoulement séreux survenu le dix-huitième jour. Quatre jours après cette date « le blessé est resté plusieurs heures levé ; il éprouve encore de la faiblesse et une sensation de pesanteur dans la fosse occipitale, mais ces phénomènes vont s'atténuant et permettent d'espérer une prochaine et complète guérison ».

Diagnostic. — Après une plaie pénétrante de la partie inférieure du rachis, l'écoulement de sérosité peut être pris pour un suintement d'urine. Forsyth et Holmes ont fait cette confusion ; ils ont cru à la blessure d'un uretère, alors que le cul-de-sac arachnoïdien était ouvert, ce qui les a conduit, à multiplier les analyses du liquide qui sortait de la plaie et de celui qui coulait de l'urètbre. L'abondance, la couleur et la composition chimique de l'un et de l'autre étaient cependant très différentes. Des deux lésions d'ailleurs, celle de l'uretère, contigu au péritoine, entraîne fatalement des accidents immédiats très graves d'infiltration et d'intoxication, tandis que celle du rachis a une évolution lente et reste généralement bénigne.

Palle de son côté, comme la blessure siégeait au bas du dos, a pensé tout d'abord à une lésion du rein sous-jacent; mais l'analyse chimique du liquide sécrété a fait bientôt cesser ses doutes.

La congestion des méninges, affection apyrétique, ne pourrait être confondue qu'avec l'irritation méningée. Ainsi que l'établit M. Delorme [1], les manifestations de l'irritation méningée consistent en douleurs rachialgiques ou irradiées qui peuvent être très intenses, en crampes, secousses convulsives, fourmillements ou affaiblissements musculaires et sensitifs périphériques, qui apparaissent immédiatement après la blessure et vont s'affaiblissant à mesure qu'on s'éloigne du début du traumatisme. Au cas de congestion, c'est l'inverse qui se produit, les phénomènes sensitifs deviennent plus marqués, en même temps que s'accuse l'écoulement séreux qui n'existe pas dans la simple irritation des méninges. Nous avons cité plus haut l'observation du Dr Viry, précisément en vue de rappeler cette différence diagnostique, car il s'agissait là d'un cas de simple irritation méningée, aucun écoulement séreux ne s'étant produit.

Pronostic. — La congestion des méninges implique par elle-même une issue favorable; il y a lieu toutefois de surveiller la température et le pouls, car elle peut se transformer en méningite, en être le premier degré.

Etiologie. — Les causes de la congestion des méninges, après les ponctions rachidiennes accidentelles, seraient physiologiques, au moins en partie. Cl. Bernard [2] démontre en effet que dans la cavité du rachis, le liquide cérébro-spinal se trouve normalement, à un certain état de tension, inférieur à celui du sang dans les artères, mais très réel. Ce liquide régulariserait la circulation de la moelle et de ses enveloppes, en exerçant sur les vaisseaux une pression qui fait équilibre à celle du sang qu'ils renferment. Cette contrepression venant à manquer à la suite d'une plaie pénétrante, les vaisseaux se dilatent et une transsudation séreuse surabondante se produit, plus ou moins forte suivant les sujets et leur degré d'excitabilité physique ou mentale.

La conséquence de cette interprétation physiologique serait, au point de vue curatif, l'obligation de fermer la plaie, au besoin par la suture, afin de rétablir les conditions normales. Et c'est effectivement la manière de faire que recommande Chipault, et la méthode de traitement qu'a suivie le Dr Palle. Mais chez son blessé, dès le quatrième jour, l'accolement de la plaie se rompt et une grande quantité de liquide séreux s'écoule. Chez celui de Forsyth, la fermeture spontanée de la fistule, obtenue à plusieurs reprises,

---

1. Delorme, *loc. cit.*, p. 872.
2. Cl. Bernard, *Leçons sur le système nerveux*, 1858, t. I, p. 497.

amena une recrudescence de l'agitation et des douleurs céphaliques ou rachidiennes, puis la réapparition du suintement péri-médullaire sous forme de jet abondant. Par conséquent, une circonstance existe qui s'est opposée, chez ces blessés, au maintien de l'oblitération de leur plaie, pendant un certain temps; et cette circonstance, à notre avis, ne serait autre que la lésion osseuse concomitante de l'ouverture du canal rachidien. On constate en effet (tableau 2) que la durée de l'écoulement aqueux est d'autant plus grande que la lésion des os est plus prononcée, implique un travail de réparation plus lent. Cette durée est de huit jours après une piqûre lombaire inter-lamellaire au lieu d'élection; de quinze jours à la suite d'une lésion chondro-périostique du sacrum; de dix-huit jours lorsque l'écoulement succède à une lésion ostéo-périostique, causée par un large couteau frappant au bas du dos.

L'évolution de ces lésions vertébrales détermine d'autre part des modifications du liquide sous-arachnoïdien dont nous allons parler; circonstance qui s'ajoute à la précédente pour retarder l'occlusion finale de la plaie, dont la condition indispensable est le retour du liquide céphalo-rachidien à une composition absolument normale.

Anatomie pathologique. — Sous ce titre, nous exposerons les caractères de l'écoulement séreux, consécutif à la congestion méningée, caractères très variables au cours de l'affection. Il résulte en effet des analyses relevées dans l'observation de Forsyth, que la densité du liquide sécrété par la plaie était plus grande le premier jour que les jours suivants. Elle fut de 1017 le deuxième jour de la blessure, et de 1008 le septième jour jusqu'au quatorzième, qui fut le dernier où une analyse fut possible.

Les dosages chimiques de la sérosité spinale du même blessé, pratiqués par le Dr Ralfe, indiquent d'autre part « une réaction alcaline et une proportion de 8 parties solides pour 992 d'eau. La portion solide comprenait une albumine ordinaire, coagulable par la chaleur, et une autre albumine, non coagulable ainsi, mais précipitée par l'acide acétique. » Cette analyse était faite de bonne heure, probablement le deuxième jour de la blessure. Les suivantes du septième, du onzième et du quatorzième jour sont, au contraire, négatives au point de vue de l'albumine, ce qui est conforme à ce que l'on sait de la composition physiologique du liquide.

La densité, dans le cas de Rouse, fut trouvée également de 1008. On nota aussi que le liquide renfermait tout d'abord des traces d'albumine, tandis que plus tard il n'éprouvait aucun changement par la chaleur. C'était, comme dans le cas précédent, un indice de retour à l'état normal. Palle de son côté dit, à propos du liquide fistuleux de son blessé : « par la chaleur et l'acide acétique, il se produit un léger précipité albumineux, plus abondant à un premier qu'à un second examen. » C'était encore le retour à l'état physiologique qui s'opérait, après une première période d'hypersécrétion séro-albumineuse, conséquence directe de la plaie pénétrante rachidienne.

Ces constatations sont en concordance avec les recherches histologiques de

MM. Vidal, Sicard et Ravout [1], recherches qui établissent qu'à l'état normal le liquide céphalo-rachidien, recueilli sur le vivant par ponction lombaire, ne contient ni éléments figurés, ni albumine libre, tandis qu'il en contient une plus ou moins grande quantité lorsqu'il y a inflammation ou même simple congestion. Même résultat après les injections de cocaïne dans le tissu sous-arachnoïdien. D'après MM. Ravout et Aubourg [2], l'opération provoque des phénomènes vaso-dilatateurs et une abondante diapédèse de globules lymphoïdes. « Au début, disent-ils, si on suit par la ponction lombaire les malades rachi-cocaïnisés, la réaction polynucléaire est très intense, puis au fur et à mesure que l'affection évolue vers la guérison, les polynucléaires disparaissent et sont remplacés, petit à petit, par des lymphocytes, enfin le liquide redevient normal. »

On peut donc conclure en toute assurance que la quantité de matière albumineuse, constatée par l'analyse chimique de la sérosité cérébro-spinale de nos malades, dans les premiers moments de leur affection, est due en grande partie à l'existence dans ce liquide d'une proportion considérable d'éléments cellulaires, qui diminuent de nombre peu à peu, puis finissent par disparaître. Le liquide recouvre alors sa limpidité normale.

Traitement. — Le traitement des symptômes relativement légers qui se produisent dans le cas de simple congestion méningée, est nul ou à peu près. Forsyth a donné de la jusquiame et du bromure de potassium à son jeune malade, pour calmer son agitation, et lui a recommandé le décubitus latéral, prolongé le plus longtemps possible. Palle ne fait mention d'aucun traitement interne et se met en contradiction avec son collègue anglais en pratiquant la suture immédiate et en revenant plus tard à des cautérisations et à des tentatives de réunion.

Le pansement de la plaie, s'il doit être rigoureusement antiseptique, ne saurait sans inconvénient comporter une suture, car s'il y a fracture concomitante, et c'est le cas habituel, elle risque d'amener des accidents, l'arme vulnérante pouvant avoir déposé des germes septiques dans la solution de continuité. L'écoulement séreux est, au contraire, un mode d'irrigation naturelle qui ne peut que devenir aseptique à bref délai, la sécrétion l'étant naturellement par elle-même, tant que les méninges ne sont pas envahies, imprégnées par des germes morbides.

La phase préliminaire du pansement sera un lavage antiseptique de la plaie à l'eau tiède stérilisée par la chaleur, un tel liquide injecté par inadvertance dans la plaie jusqu'au canal rachidien serait sans effet nuisible; une solution d'acide borique présenterait moins de garanties, car on ne sait pas encore quelle pourrait être son action sur la moelle et ses enveloppes. Cela fait, la seule indication à remplir, en dehors de l'application d'un pansement antiseptique, paraît être de ne gêner ni de rechercher le rapprochement des lèvres de la plaie, en se tenant prêt à donner immé-

1. Vidal, Sicard et Ravout, Cytodiagnostic de la méningite tuberculeuse, *Soc. de Biologie*, 1900, t. LII, p. 838.

2. Ravout et Aubourg, Le liquide céphalo-rachidien après la rachi-cocaïnisation, *Soc. de Biologie*, 1901, t. LIII, p. 627.

diatement issue à la sérosité sécrétée en excès, si l'accolement se produisait et si des accidents de rétention se manifestaient.

Les lavages et pansements adoptés seront renouvelés tous les jours, plutôt deux fois qu'une, à cause de l'abondance de la sécrétion aqueuse qui est à prévoir. La position à donner au blessé paraît indifférente, puisque l'un adopte la position ventrale, l'autre le décubitus latéral avec un égal succès; cependant le décubitus dorsal, impliquant une compression de la plaie, paraît défavorable; le mieux sera de consulter les sensations du blessé. Son bien-être doit être recherché avant tout, les impressions morales, comme les efforts musculaires et l'agitation entraînant des hypersécrétions intempestives.

On devra se rappeler que les écoulements minimes sont physiologiques, tandis que les écoulements considérables sont anormaux, pathologiques. D'après M. le Dr Guinard [1], 16 à 20 centimètres cubes représenteraient déjà une quantité très anormale; il est vrai que c'est après une injection de cocaïne. A la suite des plaies accidentelles une telle proportion serait une quantité relativement modérée. Quoi qu'il en soit un suintement abondant contre-indique toute tentative de réunion de la plaie. Quinze à vingt jours paraît le laps de temps après lequel on pourrait seulement rechercher l'occlusion de la blessure sans s'exposer à des accidents de rétention hydrique.

VIII. — MÉNINGITE CÉRÉBRO-SPINALE TRAUMATIQUE

Les accidents inflammatoires consécutifs aux plaies du rachis avec lésion de la moelle ont conduit les auteurs classiques à distinguer : 1° la myélite traumatique; 2° la méningite spinale, affections qui peuvent se superposer, comme cela arrive au crâne (encéphalo-méningite), mais qui assez souvent évoluent séparément.

Chez nos blessés, la moelle n'est pas lésée; comme conséquence, aucun des symptômes de la myélite traumatique n'apparaît. Les suites que l'on observe sont celles de la méningite, mais d'une méningite spéciale, différente de la méningite spinale, qui peut compliquer les lésions directes de la moelle; de là, nécessité d'en faire une étude méthodique.

Symptômes. — Les principaux symptômes de méningite aiguë qui se sont manifestés furent : la céphalalgie, la fièvre et la sécrétion par la plaie d'une quantité considérable de liquide céphalo-rachidien. Accidentellement il s'est produit aussi de la rachialgie. Nous examinerons chacun de ces symptômes en insistant particulièrement sur l'époque de leur apparition, leur solidarité ou la répercussion qu'ils eurent les uns sur les autres, les exacerbations ou paroxysmes qui se montrèrent au summum de la maladie et les intermittences ou rémissions qui survinrent à la fin, au moins chez celui des trois blessés qui survécut.

1. Guinard, *Bull. et mém. de la Soc. de chirurgie*, 1901, t. XXVII, p. 777 et suiv.

Notre tableau n° 2 donne l'*époque d'apparition* de la sérosité péri-médullaire pour les six blessures. L'écoulement s'est montré le jour même chez quatre blessés sur six. En ne tenant compte que des trois qui firent une méningite, l'écoulement s'est montré deux fois le jour même (Jobert, Gribbon) et a été retardé de trente-six heures chez le troisième (Giss), sans doute à cause de l'inclusion du corps vulnérant et de l'oblitération momentanée de la plaie.

L'écoulement a été fort abondant de très bonne heure cinq fois sur six; et même chez le sujet du Dʳ Rousc, dont la plaie ne donnait que des gouttes, il est beaucoup plus considérable, toute proportion gardée, que chez les individus sans lésions rachidiennes auxquels on fait une ponction lombaire (rachi-cocaïnisation).

Pendant la nuit qui suivit le traumatisme, chez deux de nos blessés (la relation de Jobert, trop écourtée, ne pouvant guère servir), il se produisit de l'insomnie, de la fièvre et des maux de tête. Le lendemain, malgré l'administration du chloral par Gribbon, on note encore : pouls rapide, céphalalgie prononcée.

Donc, les trois phénomènes caractéristiques de la maladie, céphalée, fièvre et écoulement séreux, ont été des plus précoces, apparurent à l'instant ou quelques heures seulement après l'accident, mais avec d'assez grandes variations suivant le moment de la journée et surtout l'époque de la maladie. Quand l'hydrorragie eut atteint son maximum, le Dʳ Giss constatait, en cinq minutes, un débit de 10 à 15 grammes, ce qui donne en vingt-quatre heures un total variant de 2 à 4 litres de liquide. Mais ces chiffres correspondent à des périodes d'écoulement exagéré qui ne duraient qu'un nombre d'heures limité. A la fin, comme au commencement de la méningite, le suintement ne s'élevait pas, paraît-il, au delà de 200 à 300 grammes par jour. Gribbon, de son côté, parle de 4 ou 5 onces en moyenne par jour, soit 120 à 160 grammes dans les vingt-quatre heures. Une fois, il recueillit quatre drachmes en moins d'une heure, ce qui représente 300 à 400 grammes par jour.

L'abondance de la sécrétion séreuse augmentait donc à certains moments. Le liquide s'écoulait alors sous forme de filet et clair comme de l'eau de roche, disent les uns; comme d'une source, déclare Gribbon. « Cette quantité était déterminée par l'état de repos ou d'agitation du malade. Quand il était calme, c'était seulement un faible suintement presque imperceptible; mais après des mouvements considérables, capables d'activer la circulation, le liquide jaillissait comme d'une source. Une fois, on fut forcé d'introduire une sonde dans la blessure, et on redressa le patient pendant cette opération : la sérosité s'écoula alors en jet, précisément comme un jet de sang artériel, et l'écoulement était synchrone du pouls. »

Les deux autres symptômes de l'affection, la fièvre et la céphalalgie, se montrent alors *solidaires* de l'écoulement céphalo-rachidien. Quand celui-ci augmente, la céphalalgie et la fièvre sont plus fortes; quand il diminue, elles sont moins prononcées. La corrélation, même chez le blessé de Gribbon, qui absorbait du chloral, de la morphine, du bromure, était remarquable.

A un écoulement lent, goutte à goutte, correspondaient une fièvre et une migraine relativement modérées. Si l'écoulement était rapide, en filet ou en gouttes précipitées, il coïncidait au contraire, presque à coup sûr, avec une hyperthermie et une hypéralgie cérébrale intenses. Cette répercussion des trois phénomènes les uns sur les autres a été sensiblement constante.

A une certaine époque de la méningite, vers le dixième jour (cas de Giss), le douzième (cas de Gribbon), on observa une *exacerbation* des trois symptômes. Ces exacerbations se produisaient généralement dans la soirée, la nuit, quelquefois le matin avant le pansement, et affectaient la forme de paroxysmes et d'accès douloureux extrêmement pénibles pour le patient. La violence de la céphalalgie, chez le blessé de Giss, lui arrachait des cris qui troublaient jusqu'aux habitants des maisons voisines. Ces cris hydrencéphaliques, fréquents parmi les enfants atteints de méningite, paraissent surprenants de la part d'un adulte ayant toute sa lucidité d'esprit. Ils se lient sans doute à une hyperesthésie cérébro-spinale momentanée. Les accès, pendant un temps, furent même assez réguliers chez le même malade, par suite probablement d'une prédisposition individuelle. On les observait tous les deux jours, commençant vers minuit pour finir à huit ou neuf heures du matin.

Pas de contractures ou de spasmes musculaires pendant les crises douloureuses; le sujet sur son séant, sans doute pour éviter toute pression du côté de la blessure, croise simplement les bras et les presse fortement contre sa poitrine, au moment des plus vives douleurs, en disant qu'il souffre trop et ne peut retenir ses cris.

A quoi étaient dus ces exacerbations, ces paroxysmes de douleur et d'écoulement? On a vu que le Dr Gribbon les rattachait à l'agitation de son malade, qui était un aliéné. Le blessé de Giss les attribuait à la rétention de la sérosité et à l'obstruction de sa plaie par une mèche de gaze iodoformée qu'on introduisait deux fois par jour, dans le but précisément de faciliter l'écoulement séreux et d'empêcher l'accolement des chairs. Lorsque les crises survenaient, il suppliait les personnes de son entourage de lui enlever la bandelette de gaze, qu'il accusait de ses souffrances; et, quand on avait donné satisfaction à son désir, la sortie du liquide se rétablissant, les douleurs étaient très soulagées.

Les dites douleurs, cependant, excessives, comparées à des coups de marteaux frappant le vertex et l'occiput, pouvaient exister, alors même que la mèche n'était plus en place. L'explication qu'en donnait le patient n'était donc pas exacte. Ce qui gênait l'écoulement céphalo-rachidien, c'était la tuméfaction des lèvres de la plaie, les engorgements et intumescences développés sur le long trajet de la perforation, compliquée de lésions ostéo-périostiques et articulaires. Et la tuméfaction inflammatoire des parties molles extra-rachidiennes avait comme contre-partie, dans les profondeurs du foyer traumatique, une inflammation plus vive des méninges et une sécrétion surabondante de la sérosité arachnoïdienne, une hypersécrétion de la périlymphe des centres nerveux. De là, des compressions et des douleurs aiguës du côté de l'encéphale.

Ce qui confirme la justesse de cette appréciation, c'est d'abord l'aggravation de l'état fébrile à l'instant des crises douloureuses, aggravation que nous avons déjà signalée. Les pulsations s'élevaient alors, chez le blessé de Giss, à 120, 130, 140 par minute, la température à l'aisselle montait à 39 et 40 degrés, et même 40°,2 le vingtième jour de la maladie. Le Dr Gribbon relate des particularités analogues : plusieurs fois la température qu'il relate dépasse 39 degrés. Mais son malade, sans doute parce qu'il avait un ramollissement cérébral, se plaignait sans cesse du froid qu'il ressentait, alors qu'il était baigné sous ses couvertures de sueurs profuses.

C'est ensuite ce fait singulier du retour subit d'un état pathologique grave, observé à la suite d'une oblitértion spontanée de la blessure. Le malade, soumis au traitement classique de la méningite spontanée : frictions mercurielles sur la tête rasée et prises de calomel à doses réfractées, allait de mieux en mieux, lorsque, le vingt-neuvième jour de son traumatisme, sa plaie se fermait spontanément. Il en résulta une véritable rechute de méningite aiguë avec tout son cortège de phénomènes alarmants. Il fallut rouvrir la plaie, c'est-à-dire en décoller les bords, et cette ouverture eut pour conséquence une rapide amélioration des symptômes. Des faits de même ordre ont été relevés chez les blessés qui n'eurent qu'une méningite congestive, apyrétique et relativement bénigne.

Le retentissement profond de l'inflammation superficielle amène donc une sécrétion profuse autour des centres nerveux, et cette sécrétion, à son tour, exalte l'hyperalgie cérébrale et la fièvre. L'ablation de la mèche de gaze, des lavages antiseptiques de la plaie, le renouvellement de la glace qui avait été reconnue le meilleur calmant des maux de tête, amenaient la sédation temporaire recherchée par le patient. Toutefois la migraine traumatique ne disparaissait jamais complètement; on atténuait les souffrances sans arriver à les supprimer.

Il y a lieu, en effet, de distinguer deux modalités céphaliques dans la méningite telle qu'elle s'est manifestée chez le blessé qui devait guérir : 1° la douleur continue, relativement supportable, qui persiste tout le temps de la maladie; 2° la douleur très vive, suraiguë, revenant par accès, excessive au point d'arracher des cris au patient le moins impressionnable. Celle-ci est atténuée, si l'on donne une voie d'écoulement à la lymphe des centres nerveux, sécrétée en trop grande quantité, tandis que la libre sortie de cette même liqueur ne diminue en rien la première. La douleur gravative, permanente, la céphalée frontale ou occipitale serait plutôt en relation directe avec l'état fébrile. Elle se calma chez ce blessé à mesure que tombait la température du corps et la fréquence du pouls.

A cette époque de paroxysmes, à peu près journaliers, survinrent des phénomènes de rachialgie qui durèrent plusieurs jours. Les douleurs le long de l'épine dorsale étaient à peine plus vives au niveau de la blessure, qu'au-dessus ou au-dessous et s'accompagnaient de raideur du cou. Elle a été notée aussi dans le cas de Gribbon, Vorster (*loc. cit.*) la signale également, mais dès le début, avant l'écoulement séreux, chez son blessé qui avait d'ailleurs une hémisection de la moelle. En somme, la rachialgie, comparée à la céphalalgie, fut toujours très modérée chez les blessés atteints de méningite cérébro-spinale traumatique.

Malgré le développement excessif des symptômes inflammatoires, il n'existait aucun trouble du côté des organes de la sensibilité et de la motilité chez le sujet soigné par le Dr Giss. Pas de désordres psychiques non plus, m'a affirmé le Dr Marchal (de Montdelange), qui fut appelé en consultation. Des insomnies très fatigantes, entrecoupées de rêvasseries qui cessent dès qu'on interpelle le malade; un peu d'agitation, par moments, mais jamais délire ni coma. Au plus fort de sa méningite, le blessé répond nettement aux questions qu'on lui adresse. Il conserve ou recouvre facilement sa présence d'esprit. Il prend part volontiers aux conversations qui s'engagent auprès de lui. Il encourage même ses parents et leur donne des paroles d'espoir, quand ils se désolent trop visiblement à son chevet. Les forces générales se soutiennent; la pression des doigts de la main par le blessé prouve que sa vigueur n'est que bien peu affaiblie. Gribbon note, chez son aliéné, une exploration manuale analogue en vue de déterminer la force relative des deux mains du malade, dont la droite éprouvait des crampes. Il signale aussi chez lui la dilatation des pupilles, malgré une ingestion de morphine chaque nuit. Enfin la malade de Jobert n'éprouva également aucun affaiblissement musculaire, ni aucun changement dans les manifestations de l'intelligence.

Mais la guérison était proche pour un des méningitiques. Le traitement mercuriel, révulsif et altérant conseillé par le Dr Marchal, amena une sédation fort rapide de tous les symptômes. Vers la cinquième semaine, la fièvre tomba graduellement avec une série de *rémissions* et des retours qui pouvaient être inquiétants, mais qui restèrent heureusement sans grande importance. La douleur céphalique, la méningée, comme disait plus tard le blessé, devint moins vive et moins continue. On put supprimer la glace en permanence sur la tête, pour n'y revenir que momentanément, lorsque l'exploration du pouls et la chaleur fébrile faisaient craindre une recrudescence de la céphalalgie.

Entre temps, l'écoulement céphalo-rachidien avait peu à peu diminué quoique subsistant. Des trois phénomènes pathognomiques de la méningite, il disparut le dernier. L'écoulement ne s'est complètement tari qu'au bout de six semaines. A cette époque, la plaie se cicatrisa et la méningite put être considérée comme guérie. Elle fut seulement suivie d'une période de convalescence qui elle-même dura six semaines. Ce fut une période d'épuisement organique au moins dans les premiers temps. Le blessé, qui avait conservé toutes ses forces pendant la période fébrile, se montra très surpris de sa grande faiblesse alors qu'on lui faisait espérer une guérison définitive. Cette période de convalescence fut à son tour troublée par des accidents vaso-moteurs. Nous en parlerons dans un dernier article.

Marche; durée. — Des trois périodes que l'on distingue à la méningite en pathologie interne, la troisième correspond à la phase d'épuisement organique qui marque la convalescence. En chirurgie, une telle répartition des symptômes serait mal comprise : la méningite proprement dite fut guérie en même temps que la plaie. La période de dépression qui coïncida avec la convalescence du blessé doit être mise à part.

La méningite séreuse, suivie de guérison, observée après une plaie pénétrante du rachis, sans lésion de la moelle, a duré six semaines et a présenté trois périodes. La première et la dernière sont d'une huitaine de jours, l'intermédiaire de près de quatre semaines. La convalescence, qui dura aussi six semaines, fut, si l'on veut, une deuxième phase de la maladie ou une quatrième période.

1° *Période de début ou de congestion*, caractérisée par les trois épiphénomènes : fièvre, céphalée et hypersécrétion. Son invasion a été à peu près immédiate, sans phase prémonitoire, sans incubation pour ainsi dire. Il n'y a de réserve à faire que pour le suintement séreux qu'un corps étranger inclus peut retarder de deux ou trois jours. Pas de frisson initial. Pendant cette période les symptômes de méningite sont relativement modérés.

2° *Période d'état exsudative*; ayant pour caractéristique l'existence d'accès de céphalalgie aiguë, intolérable, avec fièvre vive, hypersécrétion céphalo-rachidienne et pendant quelques jours rachialgie. Cette période a été de beaucoup la plus longue, elle a commencé vers le huitième ou le dixième jour pour finir le trente-cinquième. Les paroxysmes surviennent surtout pendant la nuit et le matin, d'une manière quelquefois régulière, plus souvent irrégulière. Les deux décès lui appartiennent.

3° *Période de déclin ou de résolution.* — Les trois principales manifestations de la maladie présentent des oscillations, des rémissions de plus en plus longues et prononcées. L'écoulement séreux persiste après la disparition des deux autres, mais très atténué. On cessa le drainage de la plaie le quarantième jour et, trois ou quatre jours plus tard, la guérison était complète.

4° *Phase de convalescence.* — Rien à en dire ici, sinon que c'est le moment où peuvent s'observer les troubles trophiques à longue échéance.

Mortalité. — Si l'on examine le tableau qui figure à l'article précédent, on relève 2 décès sur 6 cas; ce qui n'est pas très satisfaisant, à notre époque surtout. Si, poursuivant cet examen, on ne tient compte que des 3 cas de méningite, la mortalité s'élève aux deux tiers. La méningite cérébro-spinale traumatique serait une affection très grave.

Il résulte cependant des études cliniques du Dr Netter [1] que la méningite cérébro-spinale spontanée, même suppurée, est souvent susceptible de guérison. Netter compte, sur 30 observations de méningite guérie, 23 cas dans lesquels le liquide retiré par ponction était séreux ou fibrineux, et 7 cas qui ont donné un liquide purulent, dans lesquels la guérison n'en a pas moins été obtenue, grâce surtout aux ponctions lombaires répétées.

---

1. Netter, Curabilité de la méningite cérébro-spinale suppurée. Bons effets des bains chauds à 38°. Utilité des ponctions lombaires, *Soc. médicale des Hôpitaux*, 1900, t. XVII, p. 564.

Les chances de survie devraient donc être des plus grandes après une fistule céphalo-rachidienne, malgré la complication de méningite. Aussi pensons-nous qu'il y a lieu de discuter les deux observations de décès que nous avons relevées.

Or, en recherchant à quelle date ont été observés ces décès, on voit qu'un cas, celui de Jobert, remonte à 1858. Il n'était pas question d'antisepsie à cette époque déjà lointaine, premier motif d'aggravation. Puis la plaie superficielle du cou est latérale, tandis que les lésions profondes occupent les corps vertébraux en arrière du pharynx et des gros vaisseaux, si bien que la méningite à laquelle Jobert rapporte la mort, s'est très probablement compliquée d'accidents de rétention de pus dans le tissu rétro-pharyngien, ou le long des vaisseaux du cou à la base, circonstance sur laquelle Jobert ne fournit aucun renseignement. L'autopsie ne signale que les désordres osseux et la piqûre des membranes d'enveloppe de la moelle, les lésions anatomiques de la méningite sont même passées sous silence. Par conséquent ce fait, par son siège et sa complexité, s'éloigne beaucoup des cas ordinaires de ponctions rachidiennes opérées d'arrière en avant.

Reste le deuxième décès. Il date de 1876 et l'observation, ici encore, ne fait aucune allusion à l'emploi des moyens antiseptiques. La purulence cependant ne paraît pas avoir joué un rôle considérable dans la marche de la maladie. L'auteur dit au quatrième jour : « État général meilleur, considérable exsudat de la blessure »; au cinquième jour : « le liquide issu de la blessure n'est plus purulent, mais clair. Le blessé ne souffre de la nuque que quand il remue. L'enflure a disparu. » Donc l'écoulement incessant du liquide céphalo-rachidien, en irriguant la plaie, en avait fait l'antisepsie ou peu s'en faut puisque la suppuration avait disparu. Le sujet n'en a pas moins présenté des lésions de méningite exsudative à l'autopsie; mais il était en même temps aliéné et atteint de ramollissement cérébral bien caractérisé. Les deux causes de mort vraisemblablement se sont superposées.

Gribbon en effet, dans ses remarques, attribue le décès au ralentissement de la respiration et à une altération fonctionnelle du phrénique qui amena rapidement le malade au coma. « Ce qui me semble remarquable, ajoute-t-il, c'est que ce fut le seul accident nerveux net, résultant de l'état morbide existant. Il est cependant extraordinaire que l'état du cerveau dont la substance était ramollie n'ait pas amené d'autres accidents nerveux. » En somme, le patient s'est éteint « très tranquillement », dit le texte, après vingt jours de maladie, en présentant des symptômes qu'il est naturel de rapporter au ramollissement cérébral, plutôt qu'à la méningite cérébro-spinale. Par suite le cas peut difficilement entrer en ligne de compte. Si cependant on voulait le retenir, on aurait un décès par méningite traumatique sur 5 cas de ponctions rachidiennes accidentelles.

Anatomie pathologique. — Elle est empruntée tout entière au Dr Gribbon, qui a fait l'autopsie de son sujet. « Douze heures après la mort, raideur cadavérique marquée. La colonne vertébrale est ouverte. La dure-mère, correspondant aux deuxième et troisième vertèbres cervicales, était d'une couleur rouge sombre et ramollie. Une sonde introduite au-dessous de bas en haut sortait à travers une ouverture difficile à délimiter par suite de la désorganisation de la membrane. Les ligaments jaunes de cette région étaient très congestionnés et intimement unis à la dure-mère par un exsudat récent. Il y avait un caillot petit, diffus, dans le tissu cellulaire externe à la dure-mère. Il était contigu à sa moitié postérieure gauche et correspondait à l'arcade lamellaire de la sixième cervicale.

L'arachnoïde dans la région cervicale supérieure était injectée, surtout sur le feuillet pariétal. Et son prolongement entourant les racines postérieures était épaissi et opaque. Les vaisseaux du cordon rachidien étaient nombreux et grossis; mais la substance de celui-ci paraissait normale. L'aspect enflammé, ci-dessus décrit, était limité à la région cervicale, plus intense à la hauteur des deuxième et troisième vertèbres, il diminuait en descendant. Et à la hauteur de la sixième dorsale, les membranes paraissaient intactes. Pas d'épanchement dans l'espace sous-arachnoïdien, les veines et les tissus cérébraux étaient engorgés. La substance cérébrale apparaissait congestionnée et au-dessous de la consistance normale. Épanchements dans les ventricules. L'arachnoïde, au pourtour de la commissure optique, est épaisse et jaunâtre. Les poumons sont emphysémateux en avant, engorgés en arrière — cœur droit flasque avec un gros caillot décoloré, passant dans les vaisseaux; côté gauche vide, fortement contracté. »

L'étude anatomo-pathologique de la méningite serait incomplète, si elle se bornait à énoncer les lésions méningées, vasculaires et exsudatives, observées *post mortem* chez les sujets qui ont succombé à la maladie. Les altérations du liquide céphalo-rachidien, qui s'écoule par la plaie, ne présentent pas moins d'importance. Toutefois, les renseignements que nous avons réunis manquent de développement. Jobert déclare simplement que dans la sérosité de sa malade, nageaient des globules sanguins, associés sans doute à des globules blancs, car cette sérosité n'était pas teintée de rouge. Gribbon vit sortir de la blessure de son sujet, à partir du cinquième jour, un liquide qui n'était plus purulent, mais clair; auparavant, il était très sanieux et mélangé de pus. Les observations de Palle et de Forsyth, citées à propos de la congestion des méninges, sont bien plus explicites. Mais il est permis de conclure des unes aux autres, puisque la première période de la méningite traumatique n'est autre chose qu'une congestion méningée. On est donc en droit d'affirmer qu'après une blessure rachidienne compliquée d'inflammation cérébro-spinale, de l'albumine et des éléments figurés abondants, polynucléaires comme les globules de pus, vont se rencontrer tout d'abord dans la sérosité, éléments qui seront remplacés plus tard par de simples lymphocytes, qui à leur tour disparaîtront lorsque la guérison sera prochaine.

Ici encore, les recherches de M. Netter [1] sont venues confirmer l'analogie qui existe entre les deux méningites cérébro-spinales, traumatique et

---

1. Netter, Sur un cas de méningite cérébro-spinale prolongée. Bons effets des ponctions lombaires pratiquées à onze reprises. Modifications du liquide. *Soc. médicale des Hôpitaux*, 1899, t. XVI, p. 749.

spontanée. Dans un cas de cette dernière catégorie, l'auteur a pratiqué une série de ponctions lombaires espacées de un à quatre jours. Il retirait chaque fois de 20 à 70 grammes de liquide céphalo-rachidien. Ce liquide la première fois fut trouble et, par le repos, présenta un abondant dépôt purulent, évalué à 20 grammes de pus. Le lendemain le sédiment était très réduit; le surlendemain, il consistait en minces flocons fibrineux, d'abord jaunâtres, puis blancs. Enfin le liquide devint clair comme de l'eau de roche, mais avec traces d'albumine. Ces modifications du liquide sous-arachnoïdien montrent nettement les transformations qu'il éprouve dans sa composition biologique, à mesure que la méningite marche vers la guérison.

En résumé, toutes les recherches conduisent à cette conclusion que des analyses répétées du liquide céphalo-rachidien sont un moyen de savoir si, oui ou non, les blessures sont en bonne voie de réparation, si oui ou non, on pourra bientôt chercher la fermeture de la plaie sans courir le risque d'accidents ou de récidives.

Étiologie. — Il semble que l'apparition d'une méningite aiguë à la suite d'une plaie pénétrante du rachis ne puisse être rapportée qu'à la septicité de l'instrument vulnérant, contaminant la plaie d'abord, le canal vertébral ensuite, l'arachnoïde en dernier lieu. Ce processus infectieux est peut-être vrai pour les deux blessés dont nous avons rapporté l'histoire et qui ont succombé à leur méningite, quoique aucune recherche de bactériologie ne soit venue en confirmer l'exactitude. Mais à coup sûr il n'est pas applicable au troisième blessé qui a guéri.

Il résulte, en effet, des analyses bactériologiques faites au laboratoire de recherches de la faculté de Strasbourg sur la demande du Dr Giss, que cette sérosité était aseptique, sans microbes. Cela ne veut pas dire qu'il n'y a pas eu à certains moments, dans cette sérosité, un plus ou moins grand nombre d'éléments figurés suspects ou non. Une telle conclusion serait contraire aux observations plus anciennes dont nous avons donné les résultats. L'asepsie constatée signifie simplement qu'au moment, assez tardif, où les analyses ont été faites, la sérosité avait repris ou allait reprendre sa composition normale.

Quoi qu'il en soit l'explication la plus rationnelle de l'asepsie du liquide, constatée à l'analyse au cours d'une méningite aiguë, consiste à dire que le foyer traumatique est aseptique grâce aux quatre circonstances suivantes : 1° l'épaisseur des chairs à traverser, le coup étant généralement porté sur les côtés des apophyses épineuses; le fait de traverser les muscles des gouttières vertébrales et les os doit débarrasser le couteau d'une bonne partie des germes morbides qui pouvaient le recouvrir; 2° le pansement et les lavages antiseptiques qui s'opposent à ce que la plaie et les fractures concomitantes deviennent un centre de pullulation microbienne; 3° l'écoulement qui survient d'une sérosité naturellement aseptique, que la moindre excitation fait jaillir en jet et rend fort capable de balayer le trajet fistuleux et d'entraîner au dehors les produits toxiques qui autrement pourraient s'y accumuler; 4° enfin la diapédèse défensive qui doit se produire ici, avec plus de raison peut-être qu'après une simple injection de cocaïne, et peut

introduire dans le liquide sécrété des lymphocytes susceptibles d'engager
une lutte victorieuse contre les organismes nuisibles qui auraient pu passer
malgré la triple barrière antérieurement énoncée.

Du moment que l'on ne peut pas invoquer la septicité pour expliquer la
méningite consécutive aux plaies intra-rachidiennes, la question se pose :
quelle est la cause de l'inflammation méningée survenue après la blessure
ou, si l'on préfère, quelle est la circonstance capable d'entretenir et d'exas-
pérer la congestion méningée qui succède presque normalement à toute
ponction rachidienne ?

En se reportant à notre tableau n° 2 et en comparant la durée de l'écou-
cement séreux et l'étendue des lésions osseuses, on verra une concordance
remarquable entre les deux ordres d'accidents. A des fractures compliquées de lésions articulaires correspondent des accidents méningitiques
graves (cas de Gribbon, de Jobert, de Giss). Aux lésions ostéo-périostiques, une congestion méningée moins sévère et à une simple érosion d'ailleurs douteuse un écoulement de huit jours (cas de Rouse). Ainsi la complexité de la fracture a pour corollaire une inflammation plus longue et
plus vive des méninges; sa simplicité relative, une simple congestion
méningée. La corrélation nous paraît bien établie.

D'ailleurs, quelle autre cause pourrait-on invoquer à défaut de celle-ci ? En
l'absence de septicité, c'est en quelque sorte la conclusion obligée. Puis ne
sait-on pas que le travail de réparation d'une fracture aseptique, mais
compliquée de l'ouverture d'une petite articulation, exige au moins six
semaines pour guérir, ce qui correspond précisément à la durée de la
méningite observée par le D' Giss. Le début de la méningite du premier au
dixième jour ou au douzième, coïncide précisément avec la période exsudative de la fracture. L'apparition des exacerbations, après l'une ou l'autre
date, correspond à la période de tuméfaction périostique de la fracture et
de prolifération embryonnaire, cartilagineuse et ostéogénique.

Nous venons d'insister sur une cause de différence dans l'intensité des
accidents consécutifs, il en est une autre également importante, c'est la
hauteur du siège de la blessure. Plus celle-ci se rapproche du crâne et de
l'encéphale, plus sont grandes les chances de complications dangereuses.
C'est ainsi que les lésions des vertèbres lombaires ou dorsales inférieures
ne s'accompagnent que de congestions méningées d'après le tableau n° 2.
Les lésions du cou, au contraire, entraînent des méningites aiguës, et le
voisinage du renflement bulbaire de la moelle pourrait bien impliquer
des probabilités de méningite mortelle. Comme contre-partie, c'est au
niveau du cul-de-sac dural, dans la région lombo-sacrée, que la tolérance
est la plus grande. Ces faits sont d'ailleurs bien connus en ce qui concerne
les lésions médullaires. Il suffit, pour être édifié, de consulter le grand
nombre de blessures du rachis par armes diverses, recueilli par Delorme
et Chipault.

D'où provient la sérosité sécrétée quelquefois en si grande quantité ?
Gribbon est très net à cet égard : elle provient des vaisseaux, veines et
capillaires de l'arachnoïde et de la pie-mère, qu'il a vus dilatés à l'autopsie

de son sujet. Comme conséquence, tout ce qui est capable d'activer cette congestion : mouvements, état fébrile, excitation morale ou douloureuse, favorise la sécrétion, augmente la tension sous-arachnoïdienne et exagère l'écoulement par la plaie. L'inflammation des méninges arrivée à son summum d'intensité agit dans le même sens. Comme on l'observe après toutes les phlegmasies des membranes séreuses, un véritable épanchement tend alors à se produire; il se manifeste à l'extérieur de la plaie par la projection du liquide en un jet souvent isochrone aux moments du pouls, preuve visible de l'accumulation intrarachidienne du liquide et de son état de compression.

La sérosité qui s'écoule alors est-elle constituée par le seul liquide sous-arachnoïdien, comme on est généralement porté à l'admettre; ou bien s'y joint-il une sécrétion provenant de la cavité même de l'arachnoïde, c'est-à-dire provenant des deux feuillets adossés de la séreuse et constituant sa cavité virtuelle? La solution de cette question n'est pas facile. On peut cependant objecter à l'intervention de la séreuse arachnoïdienne proprement dite que ses membranes, pariétale et viscérale, sont reliées entre elles par de nombreuses adhérences qui ne se prêteraient guère à des épanchements comparables à ceux qui ont lieu dans les cavités pleurales ou péricardiques.

Ensuite on n'a pas observé jusqu'à présent, après les fractures complètes des vertèbres, sans compression de la moelle, des accidents de fièvre et de céphalalgie pouvant se rattacher à une hypersection arachnoïdienne. Ces fractures, cependant, doivent quelquefois comprendre la dure-mère, lorsqu'elles portent sur le corps d'une vertèbre ou sur un arc postérieur, détaché en Y au niveau des lames; et dans ce cas elles mettent en communication d'une part le foyer de la fracture, de l'autre, le canal vertébral même, autrement dit un foyer d'irritation traumatique et la cavité virtuelle formée par l'adossement des deux feuillets de l'arachnoïde.

Concluons : l'écoulement aqueux qui apparaît à la suite d'une plaie pénétrante du rachis a pour unique origine la sérosité sous-arachnoïdienne. Ajoutons que cet écoulement constitue une véritable sécrétion de défense, comme celle que représente la diapédèse des leucocytes et qu'elle est, peut-être, capable à elle seule d'aseptiser la plaie.

Diagnostic. — Il ne présente pas de difficultés. L'absence de tout symptôme dû à une lésion médullaire, ne permet aucune confusion avec les plaies pénétrantes accompagnées de lésions de la moelle. La rachialgie, persistante et localisée, qui est le symptôme prédominant de la méningite spinale, consécutive aux blessures de la moelle, établit une différence très nette avec la méningite cérébro-spinale consécutive aux plaies pénétrantes sans lésion médullaire. La rachialgie n'est ici qu'un symptôme passager, beaucoup moins caractéristique que la céphalalgie et l'écoulement séreux. Celui-ci est tout particulièrement un signe soit de méningite congestive, soit de méningite aiguë, parce que sa quantité ne dépasse pas quelques grammes lorsqu'elle reste dans les proportions physiologiques.

Quant à la différence à établir entre la congestion méningée et la méningite aiguë, elle repose sur l'état fébrile. Les simples congestions ont été sans élévation de la température ni accélération du pouls.

Peut-être y a-t-il lieu de distinguer encore la méningite du méningisme ou méningitisme. A dire vrai, la question est assez obscure et quelques mots d'explication ne paraîtront sans doute pas superflus. D'après M. Dupré [1], le processus morbide du méningisme relèverait de l'influence névropathique ou hystérique. Il serait indépendant de toute altération anatomique saisissable, et lié à l'ensemble des symptômes éveillés par la souffrance des zones méningo-corticales, au cours d'une affection microbienne généralisée quelconque. Il s'observe par conséquent chez des sujets prédisposés, et pendant l'évolution d'affections variées n'ayant rien de commun avec la méningite.

M. Reclus [2] a insisté particulièrement sur le méningitisme que l'on observe après les ponctions lombaires, suivies d'une injection de cocaïne. Celui-ci serait caractérisé par une céphalée violente, des nausées et des vomissements répétés, l'élévation de la température, la raideur des muscles de la nuque et du dos, des douleurs en ceinture, la photophobie, la raie méningitique, le signe de Kernig ou l'impossibilité d'étendre la jambe, si le sujet est assis, son extension facile si le sujet est couché, etc. En réalité, ce sont là les signes d'une congestion méningée intense, touchant de bien près à la méningite vraie. Toute la différence repose sur l'inconstance de ces diverses manifestations, sur leur variabilité d'intensité et de durée et enfin leur cause toute spéciale.

A la même catégorie appartient le cas malheureux du Dr Prouff [3], qui amena une méningite séreuse sans voie d'écoulement, et par suite très rapidement mortelle. Le cri hydrencéphalique fut sa caractéristique.

Pronostic. — Il est grave mais non désespéré, puisque la guérison est possible. Il y a lieu de tenir compte dans les prévisions du degré de septicité probable de la plaie, des complications qui l'accompagnent, corps étrangers, hémorragie, lésions nerveuses, de l'étendue et de la complexité du traumatisme osseux et de son siège plus ou moins rapproché ou éloigné de l'encéphale. Des analyses bactériologiques répétées pourraient donner des indications précieuses sur le degré d'innocuité ou de nocivité de la sérosité sous-arachnoïdienne aux différentes périodes de la maladie. Elles pourraient servir de guide sur la direction à donner au traitement soit général, soit local.

Enfin l'âge du sujet devrait entrer en ligne de compte. Cet âge a été donné dans la colonne 7 de notre deuxième tableau. Sauf pour la femme blessée, soignée par Jobert, dont on ignorait la date de naissance, on constate que les blessés sont plus âgés, à mesure qu'il s'agit de lésions ayant entraîné des accidents plus longs et plus graves; moins âgés dans le cas inverse. La coïncidence est tout au moins curieuse. Ce sont les

---

1. Dupré, Réfl. sur le méningisme, *Soc. médic. des Hôpitaux*, 1900, t. XVII, p. 553.
2. Reclus, Disc. sur la rachi-cocaïnisation, *Soc. de Chirurg.*, 1901, t. XXVII, p. 515.
3. Prouff (de Morlaix), Obs. suivie de mort, *Soc. de Chirurg.*, 1901, t. XXVII, p. 774.

sujets les plus jeunes qui sont les moins éprouvés et qui ont le plus de chances de guérir.

Les huitième, dixième ou douzième jours sont les moments critiques de la méningite. C'est l'époque de transition entre la période de congestion et celle d'exsudation. Durant celle-ci, suivant qu'il y aura asepsie ou non, les probabilités seront pour la guérison ou une terminaison fatale.

Traitement. — Il est préventif ou curatif. Les premières indications locales à remplir sont : 1° simplifier la plaie; 2° l'aseptiser; 3° éviter sa réunion; 4° immobiliser le rachis; 5° adopter une bonne position.

La simplification de la blessure consistera à la débarrasser des caillots et des corps étrangers qui peuvent l'obstruer. Une réserve cependant doit être faite au sujet de l'inclusion de l'instrument vulnérant dans la plaie. Il n'est pas prudent d'en faire l'extraction immédiate, une hémorragie provenant des plexus veineux rachidiens pouvant être la conséquence d'une extraction faite trop hâtivement. Deux ou trois jours d'attente seraient probablement avantageux, surtout si la blessure occupe un siège élevé, cou ou moitié supérieure du dos. A ce niveau, en effet, se trouvent les plexus veineux intra-rachidiens les plus riches, particulièrement en arrière de la moelle.

Comme moyen d'aseptiser la plaie, on a eu recours tantôt à l'acide phénique, tantôt au sublimé. Le Dr Giss avait associé l'iodoforme à la solution de bichlorure au 1 000°. On se servait de bourdonnets d'ouate hydrophile imbibés de la solution, pour tamponner et aseptiser le trajet de la blessure, à l'exclusion des injections, dont la pénétration dans le canal vertébral pourrait avoir de graves inconvénients. Une injection d'eau tiède stérilisée par la chaleur et légèrement salée à 5 p. 100, d'après M. Sicard [1], serait cependant sans action nuisible sur la moelle; mais il serait à craindre qu'elle fasse refluer dans le canal vertébral des produits suspects provenant du foyer de la fracture, sinon de la plaie elle-même. On a noté que les lotions antiseptiques du trajet fistuleux avaient un effet sédatif réel, lors des paroxysmes douloureux, au même titre que le renouvellement de la glace dans les vessies qui recouvraient la tête.

La réunion de la plaie doit être évitée au moins pendant les premières périodes, de manière à ne pas gêner l'issue du liquide céphalo-rachidien, pour deux raisons, d'abord parce qu'on ne sait jamais bien exactement, vu sa profondeur, si elle renferme des microbes ou non; ensuite parce qu'il est reconnu que la rétention du liquide sécrété devient assez vite une cause d'hypéralgie céphalique. Vorster déjà recommandait de s'abstenir de suture tant que persistait un suintement rosé par suite du mélange des deux liquides, sanguin et aqueux, afin de ne pas permettre au sang fourni par les plexus veineux de comprimer la moelle, et l'on sait qu'il en faut bien peu pour constituer un dangereux hématorachis.

Pour maintenir la plaie béante, on peut se servir soit de la mèche de gaze iodoformée employée par le Dr Giss, soit d'un drain aseptique. Le

---

1. Sicard, Les injections et le liquide céphalo-rachid. Thèse de Paris, 1900, p. 77.

pansement doit être fortement garni pour qu'il puisse absorber la quantité de liquide qui s'écoule généralement. On doit le renouveler au moins deux fois par jour. Holmes crut à un écoulement d'urine chez le premier blessé atteint de fistule rachidienne qu'il vit, parce que l'imbibition des objets de literie et l'altération du liquide avaient développé une odeur qu'avec Forsyth ils qualifièrent d'urineuse; « il fut décidé, dit la relation, que cela sentait l'urine dans le lit ». On n'en était pas bien sûr, mais l'odeur développée prouve que des décompositions se produisaient.

L'immobilité du rachis est nécessaire. En général, on s'en préoccupe peu après les plaies par armes blanches, parce que les fractures qui les accompagnent sont habituellement sans déplacements. Cependant, au cou et aux lombes en particulier, il y aurait utilité pratique à empêcher des mouvements qui pourraient devenir une cause d'irritation méningée. A cet effet, le matelas d'eau rendrait probablement plus de services que la grande gouttière de Bonnet.

Enfin, comme position à donner au blessé, on a recommandé, les uns le décubitus dorsal (Vorster, Rose), les autres le décubitus ventral (Palle, Rouse). Celui-ci était adopté spontanément par les patients et on évita de les contrarier. Forsyth et Holmes ont fait coucher leur malade sur le côté. La position latérale paraît en effet la plus convenable; elle facilite le renouvellement des pansements sans imposer des déplacements toujours pénibles, et elle écarte les chances de compression directe de la plaie aussi bien que le décubitus ventral. On se rappellerait que l'élévation de la tête et des épaules favorise la sortie du liquide accumulé dans le canal rachidien, et que la position inverse, le soulèvement du bassin et la déclivité de la nuque, gênent l'écoulement et favorisent l'oblitération de la plaie. Avant de rechercher celle-ci, on devrait s'assurer, par une analyse bactériologique, de l'innocuité du liquide. Un faible écoulement très limpide plaide en faveur d'un retour à l'état normal; le dosage d'une faible quantité d'albumine ou mieux encore son absence parle dans le même sens. On a d'ailleurs dans la constatation de la température un guide précieux. Le retour de celle-ci au degré normal est une preuve que non seulement les phénomènes généraux mais les phénomènes locaux s'amendent.

Il est évident que l'ensemble des précautions que nous venons d'énumérer, sur la foi des auteurs de nos observations, ne suffit pas toujours pour prévenir l'apparition de la méningite traumatique. Celle-ci une fois déclarée, on a le choix dans la série de moyens préconisés depuis longtemps pour combattre les accidents méningés cérébro-spinaux.

Ce que l'on doit noter avant tout, c'est que le traitement classique de la méningite spontanée par les mercuriaux a donné des résultats remarquables qui en recommandent l'emploi et de bonne heure. Le Dr Giss lui doit la guérison de son blessé. Celui-ci était alité depuis plus de trois semaines, son état paraissait désespéré; des consultations eurent lieu auxquelles prit part un vieux praticien, réputé dans le pays, le Dr Marchal (de Mondelange), aujourd'hui décédé. Le traitement qu'il conseilla eut un succès qui parut décisif. Il a consisté en une application d'onguent mercuriel

sur la tête, rasée au préalable, et dans l'administration du calomel à doses
réfractées : cinq centigrammes toutes les deux heures jusqu'à salivation.
L'onguent mercuriel produisit une abondante exfoliation épidermique du
cuir chevelu et le calomel une stomatite mercurielle qui se montra le troisième jour et fit interrompre la médication. Mais l'effet était obtenu, tous les
symptômes s'amendèrent brusquement, la période de déclin de la maladie
commençait.

Gribbon a eu recours au même traitement le onzième jour du traumatisme. « Le Dr Comeron, dit-il, à qui j'avais demandé de venir voir mon
malade, fut d'accord avec moi qu'on pourrait donner du mercure immédiatement et en grande quantité. Nous prescrivîmes donc deux grains de
calomel et un de poudre de Dower toutes les trois heures à l'intérieur. »
Le lendemain le malade se sentait bien et avait des sueurs profuses, mais
il était déjà trop tard; la blessure, d'ailleurs, avait un siège beaucoup plus
élevé que dans le cas de Giss, l'âge était aussi plus avancé. « Je regrette,
dit Gribbon dans ses réflexions, de ne pas avoir donné plus tôt du mercure, certainement il n'eut pas un bon effet, probablement à cause de son
administration trop tardive. »

Ce traitement constitue une véritable antisepsie interne, ses effets sont
généralement rapides. Dès le troisième jour, dans le cas de Giss, l'amélioration était évidente, la plaie se fermait et l'écoulement cessait. Mais la composition du liquide sous-arachnoïdien ne devait pas être encore revenue à
l'état physiologique puisqu'il survint, à la suite de cette occlusion spontanée,
des accidents de rétention qui obligèrent à rouvrir la plaie pour libérer le
canal vertébral et faire cesser les accidents. Mais la guérison était proche,
elle avait lieu quinze jours plus tard. On avait adjoint à la médication
hydrargyrique les purgatifs répétés, purgatifs salins à petites doses et
espacés. Aussi la stomatite consécutive céda assez rapidement. Peut-être
pourrait-on remplacer l'onguent mercuriel sur le cuir chevelu par la pommade stibiée ou le large vésicatoire de Desault, mais le mercure paraît le
parasiticide et l'altérant le plus recommandable.

M. Netter insiste beaucoup sur l'utilité des bains chauds à 38°, dans le
cas de méningite cérébro-spinale spontanée. Il recommande aussi les frictions de la nuque avec une pommade d'iodoforme ou d'iodal. Ces moyens
de traitement pourraient être associés à l'usage des mercuriaux. D'autres
ont prescrit empiriquement l'iodure de potassium à doses élevées; ses bons
effets dans la méningite ne sont pas absolument démontrés. A côté de ces
médications spéciales, il y a lieu d'avoir recours à divers moyens théra-
peutiques destinés à combattre l'un ou l'autre des symptômes de la maladie.

Contre la céphalalgie, Giss fit usage dès les premiers jours de vessies de
glace appliquées en permanence sur la tête. Leur effet sédatif de la douleur
se serait toujours montré supérieur à celui des autres calmants. Gribbon,
dans le même but, s'est servi sans grand succès de chloral, de bromure et
de jusquiame; mais il eut lieu de se louer des injections de morphine. Son
malade leur dut souvent des nuits tranquilles. La glace ne paraît pas avoir
produit d'aussi bons résultats. A l'occasion, les deux méthodes pourraient

être associées. M. Tuffier a constaté que l'antipyrine, l'analgésine et leurs dérivés réussissent rarement contre la migraine cocaïnique, consécutive aux ponctions lombaires. Il n'y aurait rien à en espérer, à plus forte raison, pour calmer la céphalalgie liée à une méningite.

La glace le long de la colonne vertébrale a encore été employée contre la rachialgie. Mais la vessie cylindrique qui la renfermait était très gênante et fut supprimée après quarante-huit heures. Du reste l'intensité de la douleur spinale n'est jamais comparable à celle de la céphalalgie.

Le symptôme fièvre, chez le blessé qui devait guérir, fut combattu dans les premiers temps par l'enveloppement dans un drap mouillé, et, plus tard, par le sulfate de quinine à doses assez élevées. Ce dernier aurait donné quelques résultats entre les mains du D\u1d63 Giss. Mais son malade avait dans ses antécédents une circonstance qui a dû influer sur les apparences d'accès intermittents tierces que revêtirent la céphalalgie et la fièvre pendant un moment de la période aiguë de la méningite. Il venait de faire, à bord d'un navire de guerre, une campagne en Crète et dans les mers de Chine, sans contracter, il est vrai, d'accès de fièvre intermittente caractérisés, toutefois les formes larvées sont assez fréquentes et il est vraisemblable que les quelques indispositions que le sujet a éprouvées au cours de ses voyages aient eu une origine palustre.

Pour calmer la soif extrême qui accompagne les accès paroxystiques et qu'explique l'écoulement exagéré du liquide péri-médullaire, on administrerait des boissons variées à l'orange, au citron, ou quelqu'autre tisane. Gribbon prescrivait l'infusion de Chiretta (Gentiane) trois fois par jour. Comme régime, quelques bouillons; l'inappétence reste à peu près complète.

Chez nos malades, on n'a pas eu recours à d'autres médications antiphlogistiques ou révulsives, préconisées dans des cas comparables, tels que l'application de sangsues ou de ventouses scarifiées, ou même la saignée employée encore par Vorster dans le cas que nous avons cité. Des pertes de sang eussent, d'ailleurs, pu devenir nuisibles, comme tendraient à le faire croire les accidents survenus pendant la convalescence.

IX. — TROUBLES TROPHIQUES HÉMORRAGIQUES

Les troubles trophiques sont la règle après les blessures du rachis qui englobent la moelle; ils sont très variés et d'ordre essentiellement nerveux. Ici, ils ont été plutôt l'exception, car ils n'ont été observés que dans un cas sur six; ils ont été d'une seule espèce et d'ordre très spécial.

L'expression scorbut traumatique résume assez exactement l'ensemble des accidents qui survinrent pendant la période de convalescence de la méningite chez le blessé de Giss. Ces accidents, qui coïncidèrent avec un état de dépression générale considérable, firent leur apparition huit ou dix jours après la cicatrisation de la plaie. Leur durée fut courte. Alors que le retour des forces chez le convalescent exigea six semaines, les hémorragies et ulcérations buccales ne persistèrent que cinq à six jours.

Symptômes. — Ils furent locaux et généraux. Les premiers consistèrent en un ramollissement des gencives devenues douloureuses, boursouflées et saignantes au point que le blessé affirmait retrouver le matin des *chiques* de sang dans sa bouche. La langue était tuméfiée, sensible, gênée dans ses mouvements et pâteuse; les lèvres excoriées, gercées; le sacrum ulcéré. On constata en même temps des selles sanglantes. Celles-ci précédèrent même les accidents buccaux et furent, au dire des parents du malade, assez inquiétantes par leur abondance et leur répétition plusieurs fois involontaire. Mais il n'y eut pas de taches ecchymotiques de la peau, ni de douleurs dans les muscles ou les articulations.

Les accidents développés du côté de la muqueuse digestive s'accompagnèrent de symptômes généraux d'adynamie, tels que faiblesse générale profonde, avec somnolence et sensation de fatigue musculaire et d'accablement. Si le convalescent tentait de se lever, il ne pouvait rester debout, il avait des vertiges, des étourdissements, des envies de rendre. Teint pâle, anémique, pouls et respirations ralentis. Urines louches et même incontinence nocturne momentanée qui devait se rattacher à l'état de prostration extrême dans lequel se trouvait le blessé.

Causes. — Quelle était l'origine de ces manifestations d'apparence scorbutique? A ne considérer que les symptômes généraux, ils pouvaient être une simple conséquence de la méningite traumatique et, dans ce cas, correspondre à la phase d'épuisement organique qui succède pour ainsi dire normalement à la période d'agitation et de fièvre, caractéristique des méningites spontanées. Ils pouvaient aussi s'expliquer assez bien par le régime des plus sévères auquel le blessé avait été soumis pendant les six semaines que dura sa méningite, joint à l'usage des purgatifs pendant la période aiguë, du calomel à dose altérante et du sublimé comme topique, bien que ces médicaments fussent supprimés depuis assez longtemps.

Mais, si on les rapproche des phénomènes hémorragiques survenus du côté des gencives, de la langue, des lèvres, de l'intestin, ils semblent constituer une catégorie de désordres qu'on serait en droit de rattacher, tout comme le scorbut, soit à une altération du sang dont la cause prêterait à discussion, soit à une irritation cérébro-spinale et vaso-motrice, consécutive au retentissement sur les centres nerveux, moelle ou ganglions spinaux, de l'inflammation de leurs membranes d'enveloppe. Les troubles trophiques dans cette dernière hypothèse ne seraient que le contre-coup de la méningite cérébro-rachidienne.

Il est difficile de se prononcer dans un sens ou dans l'autre. La supposition la plus probable est que ces diverses circonstances sont intervenues simultanément pour produire les phénomènes de collapsus général et d'hémorragie locale qui heureusement n'eurent qu'une courte durée.

Traitement. — Il a été des plus simples et consista dans l'emploi de quelques gargarismes, du badigeonnage des gencives avec un collutoire acidulé et dans l'administration de toniques. Le retour à une alimentation substantielle, de mastication facile, laitage, panades, viandes hachées, fruits, eut peut-être des résultats plus favorables encore.

CONCLUSIONS

Les principaux résultats de cette étude sont les suivants :

1° Les plaies pénétrantes rachidiennes par armes blanches, sans lésion de la moelle, ne sont pas très graves par elles-mêmes, malgré l'ouverture du canal vertébral. Elles tendent à la guérison spontanée, lorsqu'elles ne s'accompagnent d'aucune complication, mais celles-ci sont fréquentes.

2° Les lésions des vertèbres constituent les complications intrinsèques qui ont le plus d'influence sur la marche du traumatisme. Ces lésions vertébrales sont de deux sortes : ostéo-périostiques ou ostéo-articulaires.

3° Les lésions ostéo-périostiques, diacopée osseuse ou fracture incomplète, impliquent le développement d'une congestion des méninges, dont la durée dépend du temps qu'exige la réparation du traumatisme osseux, sous un pansement antiseptique.

4° Les lésions vertébrales, à la fois osseuses et articulaires, déterminent un accident plus grave, une méningite fébrile, douloureuse et sécrétante, qui s'étend aux enveloppes du cerveau lorsque la blessure siège au cou.

5° La durée de cette méningite, ici encore, est subordonnée au laps de temps que réclame le travail de réparation, toujours assez lent, des lésions osseuses et articulaires.

6° La guérison de la méningite traumatique séreuse est possible, grâce à l'antisepsie chirurgicale. L'écoulement céphalo-rachidien, naturellement aseptique, lui vient en aide en détergeant et aseptisant le foyer traumatique de dedans en dehors.

7° Ce sont les complications extrinsèques, siégeant en avant de la colonne vertébrale, qui font surtout la gravité des ponctions spinales, sans lésion de la moelle, parce qu'elles échappent en partie à nos moyens d'investigation et de traitement.

8° Enfin, des troubles vaso-moteurs peuvent survenir pendant la longue convalescence de la méningite. Leur disparition a été facilement obtenue; mais la rareté des faits observés ne permet pas d'affirmer qu'il en sera toujours de même.

MASSON & Cⁱᵉ, ÉDITEURS

LIBRAIRES DE L'ACADÉMIE DE MÉDECINE

120, boulevard Saint-Germain, à Paris (VIᵉ ARR.)

Pr. n° 241.

RÉCENTES PUBLICATIONS MÉDICALES

Juillet 1901.

La Pratique Dermatologique

Traité de Dermatologie appliquée

PUBLIÉ SOUS LA DIRECTION DE MM.

ERNEST BESNIER, L. BROCQ, L. JACQUET

PAR MM.

AUDRY, BALZER, BARBE, BAROZZI, BARTHÉLEMY, BÉNARD, ERNEST BESNIER
BODIN, BROCQ, DE BRUN, DU CASTEL, J. DARIER, DÉHU
DOMINICI, W. DUBREUILH, HUDELO, L. JACQUET, J.-B. LAFFITTE
LENGLET, LEREDDE, MERKLEN, PERRIN, RAYNAUD
RIST, SABOURAUD, MARCEL SÉE, GEORGES THIBIERGE, VEYRIÈRES.

4 volumes richement cartonnés toile formant ensemble environ 3600 pages, très largement illustrés de figures en noir et de planches en couleurs. En souscription jusqu'à la publication du Tome III. . . . . **150** *fr.*
Chaque volume sera vendu séparément.

TOME I.

ɪ fort vol. in-8°, avec 23o figures en noir et 24 planches en couleurs.
Richement cartonné toile. **36** fr.

Anatomie et Physiologie de la Peau. — Pathologie générale de la Peau. — Symptomatologie générale des Dermatoses. — Acanthosis nigricans. — Acnés. — Actinomycose. — Adénomes. — Alopécies. — Anesthésie locale. — Balanites. — Bouton d'Orient. — Brûlures. — Charbon. — Classifications dermatologiques. — Dermatites polymorphes douloureuses. — Dermatophytes. — Dermatozoaires. — Dermites infantiles simples. — Ecthyma.

TOME II　　　　*Vient de paraître*

ɪ fort vol. in-8°, avec 168 figures en noir et 21 planches en couleurs.
Richement cartonné toile. **40** fr.

Eczéma, par ERNEST BESNIER. — *Électricité*, par BROCQ. — *Éléphantiasis*, par DOMINICI. — *Épithélioma*, par DARIER. — *Éruptions artificielles*, par THIBIERGE. — *Érythème*, par BODIN. — *Érythrodermie*, par BROCQ. — *Favus*, par BODIN. — *Folliculites*, par SABOURAUD. — *Furonculose*, par BAROZZI. — *Gale*, par DUBREUILH. — *Gangrène cutanée*, par DÉHU. — *Greffe*, par BAROZZI. — *Herpès*, par DU CASTEL. — *Ichtyose*, par THIBIERGE. — *Impétigo*, par SABOURAUD. — *Kératodermie*, par DUBREUILH. — *Kératose pilaire*, par VEYRIÈRES. — *Langue*, par BÉNARD.

Traité
de Physiologie

PAR

J.-P. MORAT | **Maurice DOYON**
PROFESSEUR A L'UNIVERSITÉ DE LYON | PROFESSEUR AGRÉGÉ A LA FACULTÉ DE MÉDECINE DE LYON

5 volumes grand in-8°, avec figures dans le texte. En souscription. **50** *fr.*

I. — **Fonctions élémentaires.** — Prolégomènes. — Nutrition en général. — Physiologie des tissus en particulier (moins le système nerveux).

II. — **Fonctions d'innervation et du milieu intérieur.** — Système nerveux. — Sang; lymphe; liquides interstitiels.

III. — **Fonctions de nutrition.** — Circulation; calorification.

IV. — **Fonctions de nutrition** (suite). — Digestion; respiration; excrétion.

V. — **Fonctions de relation.** — Sens. — Langage; expression; locomotion. **Fonctions de reproduction**, à l'exception du développement embryologique.

Juillet 1901. *Volumes publiés :*

Fonctions de nutrition. — Circulation, par M. Doyon; Calorification, par J.-P. Morat.

1 vol. grand in-8°, avec 173 figures noires et en couleurs . . . . **12** fr.

Fonctions de nutrition (*suite et fin*). — Respiration; excrétion, par J.-P. Morat; Digestion; absorption, par M. Doyon.

1 vol. grand in-8°, avec 167 figures en noir et en couleurs. . . . . . . **12** fr.

Les volumes suivants seront publiés au fur et à mesure de leur achèvement.

Traité de Gynécologie
Clinique et Opératoire

Par le Dr Samuel POZZI
Professeur agrégé à la Faculté de médecine, Chirurgien de l'hôpital Broca.
Membre de l'Académie de médecine

TROISIÈME ÉDITION, REVUE ET AUGMENTÉE

1 vol. in-8° de XXII-1270 pages, avec 628 fig. dans le texte. Relié toile. **30** fr.

Je n'ai pas à faire l'éloge de ce traité qui, traduit en allemand, en anglais, en espagnol, en italien et en russe, a fait connaître la gynécologie française au monde entier. La troisième édition aura tout le succès des deux premières, si rapidement épuisées, parce que, comme ses sœurs aînées, elle a le mérite de contenir et de mettre au point les découvertes les plus récentes, sans rien négliger des acquisitions antérieures de la science gynécologique.

E. Bonnaire (*Presse médicale*).

TOME IV

1 vol. grand in-8° de 680 pages, avec figures dans le texte : 16 fr.

Maladies de l'estomac, par A. MATHIEU, médecin de l'hôpital Andral. — *Maladies du pancréas*, par A. MATHIEU. — *Maladies de l'intestin*, par COURTOIS-SUFFIT, médecin des hôpitaux de Paris. — *Maladies du péritoine*, par COURTOIS-SUFFIT. — *Maladies de la bouche et du pharynx*, par A. RUAULT, médecin honoraire de la Clinique laryngologique de l'Institution nationale des Sourds-Muets.

TOME VI

1 vol. grand in-8° de 612 pages, avec figures dans le texte : 14 fr.

Maladies du nez et du larynx, par A. RUAULT. — *Asthme*, par E. BRISSAUD, professeur à la Faculté de médecine de Paris, médecin de l'hôpital Saint-Antoine. — *Coqueluche*, par P. LE GENDRE, médecin des hôpitaux. — *Maladies des bronches*, par A.-B. MARFAN, professeur agrégé à la Faculté de médecine de Paris, médecin des hôpitaux. — *Troubles de la circulation pulmonaire*, par A.-B. MARFAN. — *Maladies aiguës du poumon*, par NETTER, professeur agrégé à la Faculté de médecine de Paris, médecin des hôpitaux.

TOME VII

1 vol. grand in-8° de 550 pages, avec figures dans le texte : 14 fr.

Maladies chroniques du poumon par A.-B. MARFAN, professeur agrégé à la Faculté de médecine de Paris, médecin des hôpitaux. — *Phtisie pulmonaire*, par A.-B. MARFAN. — *Maladies de la plèvre*, par NETTER, professeur agrégé à la Faculté de médecine de Paris, médecin des hôpitaux. — *Maladies du médiastin*, par A.-B. MARFAN.

Sous Presse : TOMES V et VIII

Traité

DES

Maladies de l'Enfance

PUBLIÉ SOUS LA DIRECTION DE MM.

J. GRANCHER

PROFESSEUR A LA FACULTÉ DE MÉDECINE DE PARIS
MEMBRE DE L'ACADÉMIE DE MÉDECINE, MÉDECIN DE L'HOPITAL DES ENFANTS-MALADES

J. COMBY

MÉDECIN DE L'HOPITAL DES ENFANTS-MALADES

A.-B. MARFAN

AGRÉGÉ, MÉDECIN DES HOPITAUX

---

5 forts volumes grand in-8°, avec figures dans le texte. . . . . . . 90 francs

---

Ce *Traité des Maladies de l'Enfance* comble une lacune, et les médecins attendaient avec impatience l'apparition de cet ouvrage. Il existait déjà en effet, traitant des maladies de l'Enfance, plusieurs manuels dont quelques-uns sont fort appréciés, mais nous n'avions pas de traité complet dans lequel les questions de pédiatrie fussent étudiées d'une façon complète. Cet ouvrage paraît en cinq beaux volumes, et la notoriété qui s'attache aux noms des directeurs de cette publication et à ceux des collaborateurs suffit pour lui assurer un plein succès. Les maladies qui y sont traitées ont été confiées, en effet, aux pédiatres qui les ont étudiées d'une façon spéciale. Cette œuvre est pour ainsi dire une œuvre internationale, et parmi les noms des collaborateurs nous trouvons ceux des pédiatres les plus renommés de tous les pays, qui nous font ainsi profiter de l'expérience qu'ils peuvent avoir d'affections qu'ils rencontrent plus que d'autres dans leur champ d'observation. Bien plus, la Médecine et la Chirurgie, ces deux sœurs jumelles qu'on tend bien à tort à séparer sans cesse, ont trouvé le moyen de se retrouver côte à côte au grand profit des lecteurs.

Les 5 volumes se vendent séparément :

Tome I, **18** fr. Tome II, **18** fr. Tome III, **20** fr. Tome IV, **18** fr. Tome V, **18** fr.

Traité de
Pathologie générale

PUBLIÉ PAR

CH. BOUCHARD

MEMBRE DE L'INSTITUT
PROFESSEUR DE PATHOLOGIE GÉNÉRALE A LA FACULTÉ DE MÉDECINE DE PARIS

SECRÉTAIRE DE LA RÉDACTION

G.-H. ROGER

Professeur agrégé à la Faculté de médecine de Paris, Médecin des hôpitaux.

COLLABORATEURS :

MM. ARNOZAN — D'ARSONVAL — BENNI — R. BLANCHARD — BOULAY — BOURCY — BRUN — CADIOT — CHABRIÉ — CHANTEMESSE — CHARRIN — CHAUFFARD — COURMONT — DEJERINE — PIERRE DELBET — DEVIC — DUCAMP — MATHIAS DUVAL — FÉRÉ — FRÉMY — GAUCHER — GILBERT — GLEY — GUIGNARD — LOUIS GUINON — J.-F. GUYON — HALLÉ — HÉNOCQUE — HUGOUNENQ — LAMBLING — LANDOUZY — LAVERAN — LEBRETON — LE GENDRE — LEJARS — LE NOIR — LERMOYEZ — LETULLE — LUBET-BARBON — MARFAN — MAYOR — MENETRIER — NETTER — PIERRET — G.-H. ROGER — GABRIEL ROUX — RUFFER — RAYMOND TRIPIER — VUILLEMIN — FERNAND WIDAL.

6 volumes grand in-8°, avec figures dans le texte.

Prix en souscription, jusqu'à la publication du tome VI. . . . . . . **120** fr.

TOME I

1 vol. grand in-8° de 1018 pages avec figures dans le texte : **18** fr.

Introduction à l'étude de la pathologie générale, par G.-H. ROGER. — Pathologie comparée de l'homme et des animaux par G.-H. ROGER et P.-J. CADIOT. — Considérations générales sur les maladies des végétaux, par P. VUILLEMIN, chargé de cours à la Faculté de médecine de Nancy. — Pathogénie générale de l'embryon. Tératogénie, par MATHIAS DUVAL, professeur à la Faculté de médecine de Paris. — L'hérédité et la pathologie générale, par LE GENDRE, médecin des hôpitaux. — Prédisposition et immunité, par BOURCY, médecin des hôpitaux. — La fatigue et le surmenage, par MARFAN, professeur agrégé à la Faculté de médecine de Paris, médecin des hôpitaux. — Les Agents mécaniques, par LEJARS, professeur agrégé à la Faculté de médecine de Paris, chirurgien des hôpitaux. — Les Agents physiques. Chaleur. Froid. Lumière. Pression atmosphérique. Son, par LE NOIR. — Les Agents physiques. L'énergie électrique et la matière vivante, par D'ARSONVAL, membre de l'Institut, professeur au Collège de France. — Les Agents chimiques. Lescaustiques, par LE NOIR. — Les intoxications, par G.-H. ROGER.

TOME II

1 vol. grand in-8° de 940 pages avec figures dans le texte : **18** fr.

L'Infection, par CHARRIN, professeur agrégé à la Faculté de médecine de Paris, médecin des hôpitaux. — Notions générales de morphologie bactériologique, par GUIGNARD, membre de l'Institut, professeur à l'Ecole de pharmacie. — Notions de chimie bactériologique, par HUGOUNENQ, professeur à la Faculté de médecine de Lyon. —

Les microbes pathogènes, par Roux, professeur agrégé à la Faculté de médecine de Lyon. — Le sol, l'eau et l'air, agents des maladies infectieuses, par Chantemesse, professeur à la Faculté de médecine de Paris, médecin des hôpitaux. — Des maladies épidémiques, par Laveran, membre de l'Académie de médecine. — Sur les parasites des tumeurs épithéliales malignes, par Ruffer. — Les parasites, par R. Blanchard, professeur agrégé à la Faculté de médecine de Paris, membre de l'Académie de médecine.

TOME III

1 vol. in-8° de plus de 1400 pages, avec figures dans le texte,
publié en deux fascicules : **28** francs.

Fasc. I. — Notions générales sur la nutrition à l'état normal, par E. Lambling, professeur à l'Université de Lille. — Les troubles préalables de la nutrition, par Ch. Bouchard, professeur à la Faculté de médecine, membre de l'Institut. — Les réactions nerveuses, par Ch. Bouchard et G.-H. Roger, professeur agrégé à la Faculté de médecine de Paris, médecin de l'hôpital d'Aubervilliers. — Les processus pathogéniques de deuxième ordre, par G.-H. Roger.

Fasc. II. — Considérations préliminaires sur la physiologie et l'anatomie pathologiques, par G.-H. Roger. — De la fièvre, par Louis Guinon, médecin des hôpitaux de Paris. — L'hypothermie, par J.-F. Guyon. — Mécanisme physiologique des troubles vasculaires, par E. Gley, professeur agrégé à la Faculté de médecine de Paris. — Les désordres de la circulation dans les maladies, par A. Charrin, professeur agrégé à la Faculté de médecine de Paris, professeur remplaçant au Collège de France, médecin des hôpitaux. — Thrombose et embolie, par A. Mayor, professeur à la Faculté de médecine de Genève. — De l'inflammation, par J. Courmont, professeur agrégé à la Faculté de médecine de Lyon, médecin des hôpitaux. — Anatomie pathologique générale des lésions inflammatoires, par M. Letulle, professeur agrégé à la Faculté de médecine de Paris, médecin de l'hôpital Boucicaut. — Les altérations anatomiques non inflammatoires, par P. Le Noir, médecin des hôpitaux. — Les tumeurs, par P. Menetrier, professeur agrégé, médecin de l'hôpital Tenon.

TOME IV

1 vol. in-8° de 719 pages avec figures dans le texte : **16** fr.

Évolution des maladies, par Ducamp, professeur à la Faculté de médecine de Montpellier. — Sémiologie du sang, par A. Gilbert, professeur agrégé, médecin de l'hôpital Broussais. — Spectroscopie du sang. Sémiologie, par A. Hénocque, directeur-adjoint du Laboratoire de physique biologique du Collège de France. — Sémiologie du cœur et des vaisseaux, par R. Tripier, professeur à la Faculté de médecine de Lyon, et Devic, agrégé à la Faculté de Lyon, médecin des hôpitaux. — Sémiologie du nez et du pharynx nasal, par M. Lermoyez, médecin de l'hôpital Saint-Antoine, et M. Boulay, ancien interne des hôpitaux. — Sémiologie du larynx, par M. Lermoyez et M. Boulay. — Sémiologie des voies respiratoires, par M. Lebreton, médecin des hôpitaux. — Sémiologie générale du tube digestif, par P. Le Gendre, médecin de l'hôpital Tenon.

TOME V

1 fort vol. de 1180 pages in-8°, avec nombreuses figures dans le texte : **28** fr.

Sémiologie du foie, par A. Chauffard, professeur agrégé à la Faculté de médecine de Paris, médecin des hôpitaux. — Pancréas, par X. Arnozan, professeur à la Faculté de médecine de Bordeaux. — Analyse chimique des urines, par C. Chabrié, sous-directeur du Laboratoire de Chimie appliquée à la Faculté des Sciences de Paris. — Analyse microscopique des urines (Histo-bactériologie), par Noël Hallé. — Le rein, l'urine et l'organisme, par A. Charrin, professeur remplaçant au Collège de France. — Sémiologie des organes génitaux, par Pierre Delbet, professeur agrégé à la Faculté de médecine de Paris, médecin des hôpitaux. — Sémiologie du système nerveux, par J. Dejerine, professeur agrégé à la Faculté de médecine de Paris, médecin des hôpitaux.

SOUS PRESSE : TOME VI

TRAITÉ DE CHIRURGIE

Publié sous la direction

DE MM.

Simon DUPLAY	**Paul RECLUS**
Professeur de clinique chirurgicale à la Faculté de médecine de Paris	Professeur agrégé à la Faculté de médecine de Paris
Chirurgien de l'Hôtel-Dieu	Secrétaire général de la Société de Chirurgie
Membre de l'Académie de médecine	Chirurgien des hôpitaux
	Membre de l'Académie de médecine

PAR MM.

BERGER — BROCA — PIERRE DELBET — DELENS — DEMOULIN
J.-L. FAURE — FORGUE — GÉRARD-MARCHANT — HARTMANN — HEYDENREICH
JALAGUIER — KIRMISSON — LAGRANGE — LEJARS
MICHAUX — NÉLATON — PEYROT — PONCET — QUÉNU — RICARD
RIEFFEL — SEGOND — TUFFIER — WALTHER

DEUXIÈME ÉDITION, ENTIÈREMENT REFONDUE

8 forts volumes, grand in-8°, avec nombreuses figures dans le texte. . **150** fr.

TOME PREMIER. 1 fort vol. de 912 pages avec 218 figures. . **18** fr.

Reclus. Inflammations. — Traumatismes. — Maladies virulentes.
Quénu. Des Tumeurs.

Broca. Peau et tissu cellulaire sous-cutané.
Lejars. Lymphatiques, muscles, synoviales tendineuses et bourses séreuses.

TOME II. 1 fort vol. de 996 pages, avec 361 figures. . . . . . **18** fr.

Lejars. Nerfs.
Michaux. Artères.
Quénu. Maladies des veines.

Ricard et Demoulin. Lésions traumatiques des os.
Poncet. Affections non traumatiques des os.

TOME III. 1 fort vol. de 940 pages, avec 285 figures. . . . . . **18** fr.

Nélaton. Traumatismes, entorses, luxations, plaies articulaires.
Lagrange. Arthrites infectieuses et inflammatoires.

Quénu. Arthropathies. Arthrites sèches. Corps étrangers articulaires.
Gérard-Marchant. Maladies du crâne.
Kirmisson. Maladies du rachis.
Simon Duplay. Oreilles et Annexes.

TOME IV. 1 fort vol. de 896 pages, avec 354 figures. . . . . . **18** fr.

Delens. Œil et annexes.
Gérard-Marchant. Nez, fosses nasales, pharynx nasal et sinus.

Heydenreich. Mâchoires.

TOME V. 1 fort vol. de 948 pages, avec 187 figures. . . . . **20** fr.

Broca. Vices de développement de la face et du cou. Face, lèvres, cavité buccale, gencives, langue, palais et pharynx.
Hartmann. Plancher buccal, glandes salivaires, œsophage et larynx.

Broca. Corps thyroïde.
Walther. Maladies du cou.
Peyrot. Poitrine.
Delbet. Mamelle.

TOME VI. 1 fort vol. de 1127 pages, avec 218 figures. . . . . . **20** fr.

Michaux. Parois de l'abdomen.
Berger. Hernies.
Jalaguier. Contusions et plaies de l'abdomen. Lésions traumatiques et corps étrangers de l'estomac et de l'intestin.
Hartmann. Estomac.

Jalaguier. Occlusion intestinale. Péritonites. Appendicite.
Faure et Rieffel. Rectum et Anus.
Quénu. Mésentère. Rate. Pancréas.
Segond. Foie.

TOME VII. 1 fort vol. de 1272 pages, avec 297 figures dans le texte. **25** fr.

Walther. Bassin.
Rieffel. Affections congénitales de la région sacro-coccygienne.

Tuffier. Rein. Vessie. Uretères. Capsules surrénales.
Forgue. Urèthre et prostate.
Reclus. Organes génitaux de l'homme.

TOME VIII. 1 fort vol. de 971 pages, avec 163 figures dans le texte. **20** fr.

Michaux. Vulve et Vagin.
Pierre Delbet. Maladies de l'utérus.

Segond. Annexes de l'utérus, ovaires, trompes, ligaments larges, péritoine pelvien.
Kirmisson. Maladies des membres.

TABLE ALPHABÉTIQUE des 8 volumes du *Traité de Chirurgie*.

Traité de Microbiologie

Par E. DUCLAUX

Membre de l'Institut, Directeur de l'Institut Pasteur, Professeur à la Sorbonne
et à l'Institut agronomique.

TOME I. — MICROBIOLOGIE GÉNÉRALE

1 fort volume grand in-8°. avec figures dans le texte. . . . . **15** fr.

TOME II. — DIASTASES, TOXINES ET VENINS

1 fort volume grand in-8°, avec figures dans le texte . . . . **15** fr.

TOME III. — FERMENTATION ALCOOLIQUE

1 fort volume grand in-8°, avec figures dans le texte . . . . **15** fr.

Le *Traité de Microbiologie* formera 7 volumes qui paraîtront successivement.
Il paraîtra un volume par an.

Divisions de l'Ouvrage. — Tome IV. Fermentations diverses des substances non azotées. —
Tome V. Fermentations diverses des substances azotées. — Tome VI. Applications industrielles
et agricoles. — Tome VII. Applications physiologiques.

Leçons sur les bactéries pathogènes

FAITES A L'HOTEL-DIEU ANNEXE

Par P. DUFLOCQ

Un volume in-8°. **10** fr.

Précis de Bactériologie clinique

Par R. WURTZ

Professeur agrégé à la Faculté de médecine de Paris, Médecin des hôpitaux.

DEUXIÈME ÉDITION, REVUE ET AUGMENTÉE

1 vol. in-16 diamant, avec tableaux synoptiques et figures dans le texte, cartonné toile. **6** fr.

Traité de Chirurgie d'urgence

Par Félix LEJARS

Professeur agrégé à la Faculté de médecine de Paris,
Chirurgien de l'Hôpital Tenon, membre de la Société de Chirurgie.

TROISIÈME ÉDITION, REVUE ET AUGMENTÉE

1 volume grand in-8° de 1005 pages, avec 751 figures, dont 351 dessinées
d'après nature par le Dr E. DALEINE, et 172 photographies originales, relié
toile. . . . . **25** fr.

Cette édition a été entièrement revue, plusieurs chapitres ont été l'objet de transformations ou d'additions importantes : nous signalerons en particulier ceux des *traumatismes de l'œil*, des *phlegmons du cou*, des *plaies du cœur*, de *l'appendicite*, du
curage utérin. De plus, certains chapitres sont entièrement nouveaux et complètent
l'ensemble de l'ouvrage. Nous citerons parmi ceux-ci la *cocaïnisation rachidienne* et ses
applications à la Chirurgie d'urgence ; — la *gastrostomie d'urgence* ; — les *abcès de
l'abdomen, abcès de la paroi abdominale, du foie, de la région sous-phrénique, abcès
périnéphrétiques, abcès hypogastriques* ; — la *périnéorraphie d'urgence* ; les *traumatismes
des bourses* ; — le *prolapsus rectal irréductible ou étranglé* ; la *hernie diaphragma-
tique* ; les *luxations de la clavicule* ; — les *fractures du maxillaire inférieur et de la
colonne vertébrale* ; — les *arthrotomies d'urgence* ; — les *brûlures, les morsures empoi-
sonnées, la pustule maligne* ; — les *interventions d'urgence dans l'ostéomyélite aiguë*.
Enfin plus de 100 figures ou photographies nouvelles sont venues enrichir l'illustration
déjà hors de pair et universellement appréciée qui fait de ce volume un véritable album.

Manuel de Pathologie interne, par Georges DIEULAFOY, professeur de clinique médicale à la Faculté de médecine de Paris, médecin de l'Hôtel-Dieu, membre de l'Académie de médecine. *Treizième édition entièrement refondue et considérablement augmentée.* 4 volumes in-16 diamant, avec figures en noir et en couleurs, cartonnés à l'anglaise, tranches rouges. . . . **28** fr.

Manuel de Pathologie externe, par MM. RECLUS, KIRMISSON, PEYROT, BOUILLY, professeurs agrégés à la Faculté de médecine de Paris, chirurgiens des hôpitaux. Edition complète illustrée de 720 figures. 4 volumes in-8°. . . . . **40** fr.

Chaque volume est vendu séparément. . . . . **10** fr.

Précis d'Histologie, par Mathias DUVAL, professeur d'histologie à la Faculté de médecine de Paris, membre de l'Académie de médecine. *Deuxième édition, revue et augmentée.* 1 fort volume grand in-8° de 1020 pages, avec 427 figures dans le texte. . **18** fr.

Précis de Manuel opératoire, par L.-H. FARABEUF, professeur à la Faculté de médecine de Paris, membre de l'Académie de médecine. *Nouvelle édition.* 1 volume in-8°, avec 799 figures dans le texte. . . . . **16** fr.

Manuel de Thérapeutique, par Fernand BERLIOZ, professeur à l'École de médecine de Grenoble, directeur du Bureau d'Hygiène et de l'Institut sérothérapique. Avec une introduction de M. Ch. BOUCHARD, professeur de pathologie et de thérapeutique générales, médecin des hôpitaux. *Quatrième édition, revue et augmentée.* 1 vol. in-16 diamant, cartonné toile, tranches rouges. **6** fr.

Manuel d'Anatomie microscopique et d'Histologie, par P.-E. LAUNOIS, professeur agrégé à la Faculté de médecine de Paris, médecin de l'hôpital Tenon. Préface de M. Mathias DUVAL, professeur d'Histologie à la Faculté de Paris, membre de l'Académie de médecine. *Deuxième édition entièrement refondue.* 1 volume in-16 diamant, cartonné toile, avec 261 figures dans le texte. . . . . **8** fr.

Éléments de Physiologie humaine, par Augustus WALLER, M.D., F.R.S., professeur de physiologie au Saint-Mary's Hospital, à Londres. Traduit de l'anglais par le Dr HERZEN, professeur de physiologie à l'Université de Lausanne. 1 volume in-8°, avec 311 figures dans le texte. . . . . **14** fr.

Précis d'Anatomie pathologique, par L. BARD, professeur à la Faculté de médecine de l'Université de Lyon, médecin de l'Hôtel-Dieu. *Deuxième édition, revue et augmentée,* avec 125 figures dans le texte. 1 vol. in-16 diamant, de XII-804 pages, cartonné toile, tranches rouges. . . . . **7** fr. **50**

Cliniques médicales de l'Hôtel-Dieu,

par **G**. **DIEULAFOY**, professeur de clinique médicale à la Faculté de médecine de Paris, médecin de l'Hôtel-Dieu, membre de l'Académie de médecine.

1896-1897. 1 vol. gr. in-8°, avec fig. dans le texte et 1 pl. hors texte. **10 fr.**
1897-1898. 1 vol. grand in-8°, avec figures dans le texte. . . . . **10 fr.**
1898-1899. 1 vol. grand in-8°, avec figures dans le texte. . . . . **10 fr.**

Traité pratique des déviations de la colonne vertébrale, par **P**. **REDARD**, ancien chef

de clinique chirurgicale de la Faculté de médecine de Paris, chirurgien en chef du dispensaire Furtado-Heine, membre correspondant de l'American orthopedic Association. 1 volume grand in-8° de 466 pages avec 231 figures dans le texte. . . . . **12 fr.**

Traité de l'Uréthrostomie périnéale dans les rétrécissements incurables de l'urèthre. — *Création au périnée d'un méat contre*

nature, périnéostomie, méat périnéal, par MM. **Antonin PONCET**, professeur de clinique chirurgicale à l'Université de Lyon, ex-chirurgien en chef de l'Hôtel-Dieu, membre correspondant de l'Académie de médecine, et **Xavier DELORE**, ex-prosecteur, chef de clinique chirurgicale à l'Université de Lyon, lauréat de l'Académie de médecine. 1 vol. in-8° avec 11 figures dans le texte, broché. **4 fr.**

Leçons sur les maladies du sang *(Clinique*

de l'hôpital Saint-Antoine), par **Georges HAYEM**, professeur à la Faculté de médecine de Paris, membre de l'Académie de médecine, recueillies par MM. **E. PARMENTIER**, médecin des hôpitaux, et **R. BENSAUDE**, chef du laboratoire d'anatomie pathologique à l'hôpital Saint-Antoine. 1 vol. in-8°, broché, avec 4 planches en couleurs, par M^r. KARMANSKI. . . . . **15 fr.**

Cliniques chirurgicales de l'Hôtel-Dieu,

par **Simon DUPLAY**, professeur de clinique chirurgicale à la Faculté de médecine de Paris, membre de l'Académie de médecine, chirurgien de l'Hôtel-Dieu, recueillies et publiées par les Drs **Maurice CAZIN**, chef de clinique chirurgicale à l'Hôtel-Dieu, et **S. CLADO**, chef des travaux gynécologiques.

Première série. 1897. 1 vol. grand in-8°, avec figures . . . . . **7 fr.**
Deuxième série. 1898. 1 vol. grand in-8°, avec figures . . . . . **8 fr.**
Troisième série. 1899. 1 vol. grand in-8°, avec figures . . . . . **8 fr.**

Traité
de
Physique Biologique

PUBLIÉ SOUS LA DIRECTION DE MM.

D'ARSONVAL
Professeur au Collège de France
Membre de l'Institut et de l'Académie de médecine.

CHAUVEAU
Professeur au Muséum d'histoire naturelle
Membre de l'Institut et de l'Académie de médecine.

GARIEL
Ingénieur en chef des Ponts et Chaussées
Professeur à la Faculté de médecine de Paris
Membre de l'Académie de médecine.

MAREY
Professeur au Collège de France
Membre de l'Institut et de l'Académie de médecine.

SECRÉTAIRE DE LA RÉDACTION
M. WEISS
Ingénieur des Ponts et Chaussées
Professeur agrégé à la Faculté de médecine de Paris.

3 vol. in-8° brochés. En souscription jusqu'à la publication du tome II. **60** fr.

Au moment où, dans les Facultés de médecine, s'est produit un changement considérable dans l'enseignement de la Physique, il a semblé utile de réunir en un ouvrage tous les matériaux qui pouvaient faire le fond de cet enseignement.

Déjà les maîtres qui ont pour ainsi dire fondé la Physique biologique, les Weber, Helmholtz, du Bois-Reymond, Chauveau, Marey, Paul Bert, d'autres encore, ont écrit sur certains points spéciaux des traités importants. — Mais, si l'on en excepte les manuels et les traités élémentaires à l'usage des étudiants, il n'a encore paru aucun ouvrage d'ensemble sur la Physique biologique. — Il y avait là, semble-t-il, une lacune à combler.

TOME PREMIER
1 fort volume in-8°, avec 591 figures dans le texte : **25** fr.

Des erreurs dans les mesures. Principes généraux de mécanique, par M. G. WEISS. — Propriétés des solides. Résistance des matériaux. Architecture des os, par M. GARIEL. — Architecture des muscles. Principes généraux de méthode graphique. La contraction musculaire, par M. G. WEISS. — La locomotion humaine, par M. PAUL RICHER. — La locomotion animale, par M. MAREY. — Principes généraux d'hydrostatique et d'hydrodynamique, par M. WEISS. — Cœur; Cardiographie, par M. WERTHEIMER. — Circulation du sang dans les vaisseaux ; Pression et vitesse, pouls et sphygmographie, par M. E. MEYER. — Pléthysmographie, par M. HALLION. — Capillarité et tension superficielle. Solubilité des solides ; Imbibition, par M. A. IMBERT. — Filtration, par M. GARIEL. — Osmose, par M. A. DASTRE. — Propriétés des gaz. Analyse des gaz. Gaz du sang. Phénomènes physiques de la respiration, par M. J. TISSOT. — Principes généraux de la chaleur, par M. WEISS. — Thermométrie, par M. GARIEL. — Température, par M. J.-P. LANGLOIS. — Calorimétrie. Etuves et régulateurs de température, par M. C. SIGALAS. — Chaleur animale, par M. LAULANIÉ. — Travail fourni par les animaux, rendement des moteurs animés. Propagation de la chaleur, protection des animaux, par M. GARIEL. — Influence de la pression sur la vie, par MM. P. REGNARD et P. PORTIER. — Influence des agents atmosphériques sur les éléments cellulaires, par M. A. CHARRIN. — Actions hygrométriques sur les végétaux. Influence de la chaleur sur les végétaux. Actions mécaniques sur les végétaux, par M. MANGIN.

Le **Traité de Physique biologique** sera publié en trois volumes :

TOME I.   — *Mécanique. — Actions moléculaires et chaleur.*
TOME II.   — *Radiations. — Optique.*
TOME III. — *Electricité. — Acoustique.*

BIBLIOTHÈQUE
d'Hygiène thérapeutique

DIRIGÉE PAR

Le Professeur PROUST

Membre de l'Académie de médecine, Médecin de l'Hôtel-Dieu
Inspecteur général des Services sanitaires.

Chaque ouvrage forme un volume in-16, cartonné toile, tranches rouges,
et est vendu séparément : **4** fr.

Chacun des volumes de cette collection n'est consacré qu'à une seule maladie ou à un seul groupe de maladies. Grâce à leur format, ils sont d'un maniement commode. D'un autre côté, en accordant un volume spécial à chacun des grands sujets d'hygiène thérapeutique, il a été facile de donner à leur développement toute l'étendue nécessaire.

L'hygiène thérapeutique s'appuie directement sur la pathogénie ; elle doit en être la conclusion logique et naturelle. La genèse des maladies sera donc étudiée tout d'abord. On se préoccupera moins d'être absolument complet que d'être clair. On ne cherchera pas à tracer un historique savant, à faire preuve de brillante érudition, à encombrer le texte de citations bibliographiques. On s'efforcera de n'exposer que les données importantes de pathogénie et d'hygiène thérapeutique et à les mettre en lumière.

VOLUMES PARUS :

L'Hygiène du Goutteux, par le Professeur PROUST et A. MATHIEU, médecin de l'hôpital Andral.

L'Hygiène de l'Obèse, par le Professeur PROUST et A. MATHIEU.

L'Hygiène des Asthmatiques, par E. BRISSAUD, professeur à la Faculté de Paris, médecin de l'hôpital Saint-Antoine.

L'Hygiène du Syphilitique, par H. BOURGES, préparateur au laboratoire d'hygiène de la Faculté de médecine.

Hygiène et thérapeutique thermales, par G. DELFAU, ancien interne des hôpitaux de Paris.

Les Cures thermales, par G. DELFAU, ancien interne des hôpitaux.

L'Hygiène du Neurasthénique (*Deuxième édition*), par le Professeur PROUST et G. BALLET, professeur agrégé, médecin des hôpitaux de Paris.

L'Hygiène des Albuminuriques, par le Dr SPRINGER, chef du laboratoire de la Faculté de médecine à l'hôpital de la Charité.

L'Hygiène des Tuberculeux, par le Dr CHUQUET, ancien interne des hôpitaux de Paris, médecin consultant à Cannes, avec une préface du Dr DAREMBERG, correspondant de l'Académie de médecine.

Hygiène et thérapeutique des maladies de la bouche, par le Dr CRUET, dentiste des hôpitaux de Paris, avec une préface du Professeur LANNELONGUE, membre de l'Institut.

L'Hygiène des Diabétiques, par le Professeur PROUST et A. MATHIEU, médecin de l'hôpital Andral.

L'Hygiène des maladies du cœur, par le Dr VAQUEZ, professeur agrégé à la Faculté de médecine de Paris, médecin des hôpitaux, avec une préface du Professeur POTAIN, membre de l'Institut.

L'Hygiène du Dyspeptique, par le Dr LINOSSIER, professeur agrégé à la Faculté de médecine de Lyon, membre correspondant de l'Académie de médecine, médecin à Vichy.

VOLUME EN PRÉPARATION :

L'Hygiène des maladies de la peau, par le Dr G. THIBIERGE, médecin des hôpitaux de Paris.

Journal de Physiologie
et de Pathologie générale

PUBLIÉ PAR

MM. BOUCHARD et CHAUVEAU

Comité de Rédaction : MM. J. COURMONT, E. GLEY, P. TEISSIER

Le **Journal de Physiologie et de Pathologie générale** paraît tous les deux mois dans le format grand in-8°, avec planches et figures dans le texte.

Chaque numéro, de 200 pages environ, contient, outre les mémoires originaux, un index bibliographique de 30 à 40 pages comprenant l'analyse sommaire des travaux français et étrangers de physiologie et de pathologie générale.

L'année forme un volume de 1200 pages environ.

PRIX DE L'ABONNEMENT : Paris : **28** francs. — France et Union postale : **30** francs.

Archives de Médecine Expérimentale
et d'Anatomie Pathologique

Fondées par J.-M. CHARCOT

PUBLIÉES PAR MM. GRANCHER, JOFFROY, LÉPINE

Secrétaires de la Rédaction : CH. ACHARD, R. WURTZ

Les **Archives de Médecine expérimentale** sont un recueil de mémoires originaux consacrés à la médecine scientifique. Eclairer la clinique par les recherches de laboratoire, tel est leur but. Toutes les méthodes scientifiques capables de contribuer aux progrès de la médecine, toutes les recherches de laboratoire susceptibles d'application à la clinique ont leurs places marquées dans cette publication. Aussi la diversité des sujets traités est-elle très grande. La part principale est attribuée à la microbiologie ainsi qu'à la pathologie expérimentale et à l'anatomie pathologique. En outre, une place est également réservée à la chimie biologique et à la thérapeutique expérimentale. Cette publication compte parmi ses collaborateurs de nombreux savants français et étrangers, et son succès n'a cessé de s'affirmer depuis les dix années écoulées à partir de sa fondation.

Paraissant par fascicules tous les deux mois, les **Archives de Médecine expérimentale** forment chaque année un volume d'environ 800 pages, illustré de figures dans le texte, et de planches hors texte en noir et en couleurs.

Prix de l'Abonnement annuel :

PARIS, **24** francs. — DÉPARTEMENTS, **25** francs. — UNION POSTALE, **26** francs.

ANNALES DE L'INSTITUT PASTEUR
(Journal de Microbiologie)

Fondées sous le patronage de M. PASTEUR

ET PUBLIÉES PAR

M. DUCLAUX

Membre de l'Institut, Directeur de l'Institut Pasteur, Professeur à la Sorbonne

ASSISTÉ DU COMITÉ DE RÉDACTION COMPOSÉ DE MM.

CALMETTE, CHAMBERLAND, Dr GRANCHER, METCHNIKOFF, NOCARD, Dr ROUX, Dr VAILLARD

Les *Annales de l'Institut Pasteur* réunissent les recherches, travaux et découvertes de l'Institut Pasteur de Paris et des nombreux instituts et laboratoires élevés dans le même but en province et à l'étranger. C'est l'organe le plus compétent en microbiologie et le plus autorisé dans toutes les questions de contagion, d'immunité et de sérothérapie.

Les Annales *paraissent le 25 de chaque mois. — Chaque numéro contient plusieurs mémoires originaux, illustrés de figures dans le texte et de planches hors texte en noir et en couleurs.*

PARIS, . . **18** fr. — DÉPARTEMENTS ET UNION POSTALE, **20** fr.

Encyclopédie Scientifique

des Aide-Mémoire

PUBLIÉE SOUS LA DIRECTION DE

H. LÉAUTÉ
Membre de l'Institut

Au 1ᵉʳ Juillet 1901, 279 VOLUMES publiés

Chaque ouvrage forme 1 volume petit in-8°, vendu :

Broché . . . . . . **2 fr. 50** | Cartonné toile . . . . . **3 fr.**

Derniers volumes parus dans la section du **Biologiste :**

Physiologie normale et pathologique du pancréas, par E. Hédon, professeur de Physiologie à la Faculté de médecine de Montpellier.

L'alcoolisme et la lutte contre l'alcool en France, par le Dʳ Romme, préparateur à la Faculté de médecine de Paris.

La Rage, par le Dʳ Auguste Marie, directeur de l'Institut antirabique de Constantinople, ancien Interne des Hôpitaux de Paris, avec une préface de M. le Dʳ E. Roux, membre de l'Institut, sous-directeur de l'Institut Pasteur.

L'Insuffisance hépatique, par A. Gouget, médecin des hôpitaux.

Thérapeutique clinique de la fièvre typhoïde, par le Dʳ Odilon Martin, chef de laboratoire à l'Université de Lyon.

Chaleur animale : Principes chimiques de la production de la chaleur chez les êtres vivants, par M. Berthelot, secrétaire perpétuel de l'Académie des Sciences, 2 volumes.

La Goutte : Essai de pathogénie morphologique, par le Dʳ Critzman, préparateur à la Faculté de médecine de Paris.

Des Péricardites, par le Dʳ E. Giraudeau.

Maladies des organes respiratoires : Méthode d'exploration ; signes physiques, par le Dʳ Léon Faisans, médecin de l'hôpital de la Pitié. 2ᵉ *édition.*

Examen et séméiotique du cœur : Signes physiques, par le Dʳ Pierre Merklen, médecin de l'hôpital Saint-Antoine. 2ᵉ *édition.*

L'Occlusion intestinale, par le Dʳ Bauby, chirurgien des hôpitaux de Toulouse.

L'Appendicite, par Ch. Monod, professeur agrégé, chirurgien de l'hôpital Saint-Antoine, et J. Vanverts, interne des hôpitaux.

Technique bactériologique, par R. Wurtz, professeur agrégé, médecin des hôpitaux de Paris. 2ᵉ *édition, revue et augmentée.*

Maladies des voies urinaires, par P. Bazy, chirurgien des hôpitaux, 2ᵉ *édition.* 4 vol.

La péritonite tuberculeuse, par le Dʳ G. Maurange.

L'Analyse biologique des Eaux potables, par le Dʳ J. Gasser.

Les troubles auditifs dans les maladies nerveuses, par J.-F. Collet, professeur agrégé à la Faculté de Lyon.

Notions de Laryngoscopie utiles aux médecins, par J.-F. Collet.

La Chimie de la cellule vivante, par Armand Gautier, de l'Institut, professeur à la Faculté de médecine de Paris.

Les Artérites et les Scléroses, par le Dʳ A. Brault, médecin de l'hôpital Tenon, chef des Travaux pratiques d'Anatomie pathologique à la Faculté de médecine.

La Bactéridie charbonneuse, par F. Le Dantec, ancien élève de l'École Normale supérieure, docteur ès sciences.

Energétique musculaire, par F. Laulanié, professeur de Physiologie à l'Ecole vétérinaire de Toulouse, avec une préface de A. Chauveau, de l'Institut.

Précis élémentaire de Dermatologie en 5 volumes, par L. Brocq, médecin des hôpitaux, et L. Jacquet, ancien interne de Saint-Louis. 2ᵉ *édition.*

Les Poisons de l'organisme, par A. Charrin, professeur agrégé, médecin des hôpitaux, directeur adjoint du laboratoire de Pathologie générale, assistant au Collège de France. 3 vol.

Soins à donner aux Malades, par le Dʳ Demmler, membre correspondant de la Société de Chirurgie.

La Cocaïne en chirurgie, par le Dʳ Paul Reclus, professeur agrégé, chirurgien de l'hôpital de la Pitié.

Les Catalogues spéciaux de l'Encyclopédie Léauté (Section du Biologiste, Section de l'Ingénieur) sont envoyés sur demande.

45856. — Imprimerie Lahure, rue de Fleurus, 9, à Paris.